U0826775

关爱家人健康系列

妻子关爱丈夫

健康枕边书

主编　陶红亮

编写　郝言言　苏文涛　薛英祥　薛翠萍　唐传汉
　　　唐文俊　王春晓　史　霞　马牧晨　张宁宁

军事医学科学出版社
金盾出版社

内容简介

市场上关于男性健康的书不多，而男性健康却常常被男人们自己忽略，因此，该书通过女人来关注男人的健康问题。

该书从男性的生活细节入手，涵盖工作、生活习惯、性爱、常见男性病、运动等相关内容，告诉女人，当身边心爱的男人在健康上出现问题的时候，她应该怎样对待，帮助男性获得健康。

图书在版编目(CIP)数据

妻子关爱丈夫健康枕边书 / 陶红亮主编.
—北京：军事医学科学出版社, 2010.11
（关爱家人健康系列）
ISBN 978-7-80245-579-5

Ⅰ.①妻… Ⅱ.①陶… Ⅲ.①男性—保健—基本知识
Ⅳ.①R161

中国版本图书馆CIP数据核字(2010)第198542号

出　版：军事医学科学出版社　金盾出版社
地　址：北京市海淀区太平路27号
邮　编：100850
联系电话：发行部：(010)66931051,66931049,63821166
编辑部：(010)66931039,66931127,66931038
86702759,86703183
传　真：(010)63801284
网　址：http://www.mmsp.cn
印　装：北京冶金大业印刷有限公司
发　行：新华书店

开　本：710mm×1000mm　1/16
印　张：16.25
字　数：200千字
版　次：2011年1月第1版
印　次：2011年1月第1次
定　价：29.00元

本社图书凡缺、损、倒、脱页者，本社发行部负责调换

前言

许多男性抱怨做好男人难，每天要为事业和生活打拼，身上肩负着重大的责任不说，有时还得不到家庭的支持。丈夫是相伴妻子一生的人，作为妻子，爱自己的丈夫是不言而喻的，丈夫可能无暇顾及到自己的身体，甚至进行超负荷运转以牺牲身体为代价来创造价值、获得报酬。殊不知，疾病已悄然地在侵袭他的身体了。不要等到丈夫出现疾病了，才想着去就医。拥有了健康这个资本，才能更好地工作，更好地为家庭作贡献。

每位男性都会生病，但疾病究竟是怎么得来的？为什么有些男性能够迅速康复，有些人却久治不愈？为什么有些男性当时好了，没过几年就再度复发？如何知道疾病的根源在哪里？怎样才能有效避免疾病的发生？“看到荷叶摸到藕，顺着秧子摸到根”。当疾病缠身时，您千万不要忽视身体发出的信号，它们可以揭示你的病根所在。因此，平时的自测自查不能少，它能告诉你疾病的征兆。若不知道怎样自测自查，那就翻开第一章吧。

男性吃什么食物好？怎样吃才健康？针对男性有哪些健康食谱？在第二章和第四章中将为您介绍。在这两章中，科学的饮食将淋漓尽致地发挥它们的魅力，如减啤酒肚，食物补脑来充电。营养、可口的经典菜例专为男性设计，菜例中列出了每道食物所需的材料调料以及详细的烹饪步骤，不管妻子还是丈夫，都可以成为家庭营养师！不仅吃出美味，而且吃出健康。

随着我国物质生活、精神生活的日益改善，经济因素已不是决定健康状态的主要原因。大部分疾病都是由我们的生活方式所致，有时，男性朋友只需一个小小的改变，就能从根本上祛除疾病缠身的痛苦。改掉生活中的不良习惯，比如不趴着睡觉，上班路上不看书等，男性也能把身体经营得红红火火。

男性总是对疾病怀着敬畏又憎恨的心理，希望永远不要生病，永远健康。特别是有些疾病，觉得不好意思，说不出口，久而久之，拖成大病。不忽视小病，不讳疾忌医，正视它，疾病也害怕对峙。

运动的好处众所周知，什么时间运动效果好？怎样健美不花钱又能练出一身疙瘩肉？运动使男性爱美与健康一举两得。

婚姻不仅会给丈夫或妻子带来归属感，还能给彼此的身心带来健康和愉悦。性生活有哪些保健功能？如何解读彼此心中的性爱密码？如何给爱情保鲜？

如何让上班的丈夫保持健康，特别是当职业病来势汹汹时？常坐在电脑前危害多，手机常放兜里辐射多……读完第七章，白领丈夫也可以生活得很体面。

在某些时刻，男性朋友在“无知”地“让身体生病”，比如某些疾病就是心理长期郁积、长期作祟的结果，当然这并非男性朋友的本意。“病由心生”的学说早已经被科学论证，而心理方面的原因不仅会产生疾病，对男性的发展甚至起着桎梏作用。多一点专一，少一点浮躁；多一点坚忍，少一点脆弱；多一点感恩，少一点抱怨；多一点宽容，少一点挑剔；多一点理解，少一点争执——这不仅是一种养生的智慧，更是一种处世的哲学。

希望这本书能让男性朋友行动起来，做自己的健康专家！妻子也行动起来，不仅时常为丈夫的身体“把脉”，也为他制订具体的保健方案，让疾病远离，让健康常伴。

编　者

目录

Chapter 1 >>> 全面评估——自测自查丈夫身体健康状况

健康不只存在于疾病的对立面，它应该是人们遵循的一个永久标准，也应该贯穿人们的一生。现在的男性，生活压力大，为家庭、为自己打拼着，一些他们认为很小的疾病不知不觉被他们抛在脑后，久而久之拖成大病，男性如何做到“小病早知道，大病不来犯”呢？这就需要妻子和丈夫多了解些男性的生理知识和健康状态了，自测自查就不失为一个好方法。这样会使妻子或丈夫对病情做到心中有数、不慌乱，不盲目吃药、不盲目就医。从舌头、皮肤、指甲、脚等都能看出男性的健康状况，妻子平时做到多细心观察，就能把丈夫的疾病“驱之门外”。全面评估丈夫身体健康状况，从现在就开始吧！

Chapter 2 >>> 营养健康——打造健康好丈夫

说到营养健康，很多男性会有一个误区，认为现在什么都不缺，什么都能买到，想吃什么就买什么，谁还会缺营养呢？其实，吃得饱不等于吃得好，吃得好不等于吃得营养，吃得营养不等于吃得营养均衡。人体是由各种各样的营养素所构成的，主要分为七大类：一是蛋白质，没有蛋白质就没有生命，蛋白质食物的主要来源是鱼肉豆蛋奶；二是脂肪，它是人体热量的来源，其主要来源是鸡鸭鱼肉等；三是碳水化合物，也是我们平常说的糖类，主要来源是五谷杂粮，如米、面食等；四是维生素，顾名思义，就是维持生命的元素，其主要来源是蔬菜和水果；五是矿物质，它是参与生命活动的重要物质，如钙、镁、锌、铜、锰、铁等；六是纤维素，称为肠道清道夫，它帮助身体排毒，其作用不可忽视；七是水，它占到了人体的百分之七十左右，人体缺水会造成很多病变。所以，妻子给丈夫平时的饮食要注意这七大营养素的均衡摄入。

Chapter 3 >>> 健康习惯——别让坏习惯毁掉丈夫的健康

大多数男性不拘小节，如把房间弄得很乱，脏衣服乱丢等，这些生活上的坏习惯大多数不会对男性的健康造成影响，但一些男性在饮食上的坏习惯及生活上的不良嗜好等，长久以往，身体就会“抗议”了，各种疾病也会悄然来袭。如很多男性会说“饭后一根烟，赛过活神仙”，他们也这样做了，事实上男性饭后吸烟的危害比平时大10倍，这是因为进食后的消化道血液循环增多，致使烟中有害成分大量被吸收，损害肝脏、大脑及心脏血管，从而引起这些方面的疾病。又如饭后“百步走”，非但不能活“九十九”，还会因为运动量的增加，影响消化道对营养物质的吸收。有些男性喜欢长时间地坐在软绵绵的沙发上，这样很不好，会对男性阴囊带来严重伤害。所以，妻子不可小看丈夫的这些小毛病，平时应多提醒他，杜绝危害丈夫的“隐形杀手”。

Chapter 4 >>> 健康食谱——管好丈夫的胃

饮食和健康是息息相关的，根据统计，2/3的成年男性血液中的胆固醇都过高。胆固醇过高不但会引发心血管疾病，阳痿，严重的还会导致中风。不少男性会问，为了预防这些疾病是否需要服食什么特殊的补品？其实大可不必，男性一日三餐只要营养均衡，不乱吃，没有不良嗜好，一般来说疾病不会找上你。光靠单种食物进行食补是不够的，妻子这时就可针对自己丈夫的身体特点进行食补了，比如做一些丈夫爱吃的菜，把他所需要的营养元素糅合到菜里面去，这些菜在部分程度上会起到药补的作用，不仅没有副作用，还改变了丈夫每天吃菜的单一性。平时多了解些健康食谱，日常生活中有针对性地给丈夫食补，是妻子对丈夫最大的关爱。

Chapter 5 >>> 正视疾病——丈夫常见病防治与保健

一项调查结果显示，80%的人认为成年男性疾病多发的年龄段为25～45岁。此外，70%的被调查者忽视男性专项体检，他们认为平常只需到医院做常规体检就可以了，没必要再到医院进行男性专项体检。常规体检不能代替男性专项体检，男性在做常规体检后，还需要进行男性专项体检。另外一项调查显示，当问起“您认为患有男性疾病是一件很没面子的事情吗”时，75%的男性被访者回答“是”，只有少数人回答“无所谓”或“不是”。在回答“假如怀疑自己患有男性疾病或性传播疾病，您会怎么办"时，多数男性回答会去正规医院就诊，但也有不少人称自己会买药治疗或者是找一些保密性好一点的私人诊所。其实，男性疾病并不可怕，最主要的是应以正确的心态面对它，妻子在日常生活中可帮助丈夫做好常见病的防治与保健，让丈夫远离男性常见病的侵扰。

Chapter 6 >>> “大丈夫”——运动造就丈夫强健体魄

运动对健康的好处毋庸赘言，但各种运动的保健效果都有所不同。男性要达到不同的保健目的，就要选择各种最佳的运动。比如健脑运动尤以跳绳为佳，跳绳不仅可促进血液循环，还能起到通经活络、健脑和温煦脏腑的作用，提高思维和想象的能力。当男性患有高血压病时，可选择的运动方式有散步、骑自行车、游泳，而不宜采用举、拉、推、挑重物之类活动，因为，这可诱发舒张压上升。滑雪、游泳运动能起到减肥的作用，以游泳为例，由于水的导热率比空气高25倍，在12℃的水里停留40分钟所消耗的热量，即相当于同一温度空气中1小时的消耗量。如果你是年轻男性，也可以选择拳击、举重、爬山等运动，这对消耗脂肪特别有效。妻子不仅要帮助丈夫选择适合自己的运动，还要了解运动的常识，让丈夫从运动中得健康，爱运动，坚持运动。

Chapter 7 >>>白领丈夫——上班族的健康之道

在很多白领中流传着这样一个顺口溜：做白领难、做男白领更难、做健康的男白领是难上加难。看似玩笑的一句话，却实实在在地揭示了在当今社会里白领男性的健康形势日益下滑这一严酷现状。不得不承认，繁忙的工作交际、丰盛却不平衡的饮食、日益减少的休息、极其缺乏的运动等不健康的生活方式导致男白领们的健康一再透支，长此以往，各种各样的疾病也悄然袭来。没有时间吗？其实，不妨每天挤出一点时间，在吃上多注意，做做保健，做做运动，自己的健康保障一定会得到极大提升。多吃高纤低脂食物，少吃油腻高热量食物，不仅保持身材，还能预防脂肪肝、高血脂的发生。提前两站地下车，快步走十多分钟去上班；不乘电梯，尽量爬楼梯；午休时间以散步代替趴在桌上睡觉，这些都是很好的运动。定期清理办公桌的桌面、彩显、键盘、鼠标等，能让你远离细菌少得病。持之以恒，相信成为一名健康的男白领就不会再是难上加难了。

Chapter 8 >>> 健康心理——细心培养丈夫好心态

健康不仅仅包括身体的健康，还包括心理的健康。心理健康其实是一种持续的心理状态，在这种状态下，男性有良好的适应能力，具有生命的活力，并能充分发挥本身的能力和潜力。心理健康不是通过仪器来检测的，心理健康标准的核心是：凡对一切有益于心理健康的事件或活动作出积极反应的人，其心理便是健康的。心理学界认为，完全符合心理健康标准的人是不存在的，但心理健康却永远是人们努力的方向。作为支撑家庭与社会主体的男性，如果能在日常生活中，经常用这个标准来衡量自己的言行，那你的心理一定是健康的。通常男性的心理健康包括了解自己，知道自己的优点与缺点，明确自己的发展方向；勇于面对现实，敢于承担责任；能很好地与别人相处；能控制及应对自己不良的坏习惯；拥有正确的道德观等。

Chapter 1

全面评估——自测自查丈夫身体健康状况

健康不只存在于疾病的对立面，它应该是人们遵循的一个永久标准，也应该贯穿人们的一生。现在的男性，生活压力大，为家庭、为自己打拼着，一些他们认为很小的疾病不知不觉被他们抛在脑后，久而久之拖成大病，男性如何做到“小病早知道，大病不来犯”呢？这就需要妻子和丈夫多了解些男性的生理知识和健康状态了，自测自查就不失为一个好方法。这样会使妻子或丈夫对病情做到心中有数、不慌乱，不盲目吃药、不盲目就医。从舌头、皮肤、指甲、脚等都能看出男性的健康状况，妻子平时做到多细心观察，就能把丈夫的疾病“驱之门外”。全面评估丈夫身体健康状况，从现在就开始吧！

为丈夫的身体健康“把脉”

科学家研究表明，男性是生理上的“弱者”。人类的“免疫基因”存在于X染色体上，女性有两条X染色体，而男性只有一条，由于男性基因微弱，一旦基因出现问题，就没有了后备基因，所以，各类遗传疾病的发病率比女性要高，而有些疾病的并发症也比女性的要严重一些，所以，对于丈夫的身体，妻子也应更关爱一些。

要怎样才能知道丈夫的身体是不是健康呢？以下这几点，可以让你了解丈夫的身体健康状况。

体温是否正常

正常体温为36～37摄氏度，高于此体温为发热；低于此体温称为“低体温”。后者常见于体弱及长期营养不良患者，也可见于甲状腺功能减退症、休克疾病患者。

脉搏是否正常

成年男性脉搏每分钟60～100次，如发现过速、过缓、快慢不等、间歇强弱不定现象均为心脏不健康的表现。

呼吸是否正常

健康男性呼吸平稳、规律，每分钟15次左右，如果发现呼吸的深度、频率、节律异常，呼吸费力、有胸闷、憋气感，则为不正常表现，应及时就医。

血压是否正常

正常血压不超过140／90毫米汞柱。随年龄的增长血压也相应上升，但收缩压超过160毫米汞柱时，不论有无症状均应服药。

体重是否正常

长期稳定的体重是健康的指标之一。短时间内的消瘦常见于糖尿病、甲亢、癌症及胃、肠、肝疾患。体重短期内增加很多可能与高血脂、糖尿病、甲状腺功能减退症等疾患有关。

饮食是否正常

每日食量应不超过500克。如出现多食多饮应考虑糖尿病、甲亢等病的存在。每日食量不足250克，食欲丧失达半个月以上，应检查是否有潜在的炎症、癌症。

排便是否正常

健康人每日或隔日排便一次，为黄色成形软便。少运动的青年男性，少吃、少动者可2～3天排便一次。只要排便顺利，大便不干，就不是便秘。大便颜色、形状、次数异常可反映结肠病变。

排尿是否正常

正常人每日排尿1～2升，每隔2～4小时排尿一次，夜间排尿间隔不定。正常尿为淡黄色，透明状，少许泡沫。如尿色尿量异常、排尿过频、排尿困难或疼痛均为不正常表现，应就医。

睡眠是否正常

每日睡眠6～8小时，白领应加午睡。入睡困难、夜醒不眠、白天嗜睡打盹均为睡眠障碍的表现。

精神是否正常

健康人精神饱满，行为敏捷，无晕无痛，否则应检查是否有心脑血管和神经骨关节系统疾病。

如果上述10个问题，丈夫的回答都是肯定的，说明你的丈夫是一个健康的人。如果有的问题回答是否定的，你就要努力去改善丈夫这方面的问题了。

爱夫之语

妻子要了解丈夫的健康指数，衡量健康的指数包括：三良：良好的性格、良好的心态、良好的处事能力。五快：吃得快、睡得快、行得快、说得快、便得快。

丈夫有生活方式病吗

在生活中，各种慢性非传染性疾病正在侵扰人们。这些病大多是由不良的生活方式造成的，因此，这些病又称“生活方式病”。膳食不平衡、吸烟、少动、酗酒、生活不规律等不健康生活方式是导致生活方式病的原因，这就要求男性要远离不健康的生活方式。

现代社会中，有很多男性每天都置身于工作和家庭的压力之中。而工作性质和工作节奏又决定了他们的生活方式，而且他们也越来越习惯于这样工作、学习、生活。孰不知，一种名为生活方式病的危险正悄悄接近男性。

那么，怎样才能判断男性是否有生活方式病呢？

生活是不是有规律

繁忙的工作以及社交应酬，使得人们很难按时回家。并且，对许多男性而言，下班就回家像是一种无能的表现，所以，他们中的许多男性更愿意在酒吧或是练歌房里流连忘返，甚至过夜，以致生活没有规律。既然晚归是常事，保障充足的睡眠就是一件不太可能的事了。但人体是一架极精密的机器，按生物钟有规律地运行。人为地违反生物钟，无疑会使自己的健康受到影响。

是不是缺少体育和体力活动

是不是长时间的伏案工作？是不是在文件和电脑前度过近十个小时，忙碌得甚至连抬一下头的时间都没有呢？要知道“肌肉饥饿”是现代人面临的一大危害。按钮式生产、久坐式工作、久卧式生活，易导致骨质疏松和其他疾病。而紧张的脑力劳动会使神经体液调节失常，导致脂类代谢紊乱，血胆固醇升高。

是不是吸烟

烟是许多男性忠实的伙伴，在烟雾里思考，在烟雾里休息和放松，在烟雾里驱赶疲劳。虽然无数媒介都在宣传吸烟有害，但我国的烟民队伍还是不断壮大。大量临床案例表明，吸烟与肺、口腔、咽、食管等癌症有关，于人无半点好处。

是不是酗酒

无酒不成宴，尤其是在应酬场合，仿佛喝酒的多少代表着诚意，有时甚至意味着能签下多少单。在愿与不愿之间，一杯杯的酒悄悄侵害着机体。

饮食是不是健康

饭店里的饭纵然上档次，却不是理想的饮食搭配。酒多了，饭菜就只是象征性的了。至于均衡的营养，更谈不上。不吃早餐或吃得不好、食盐过多、优质蛋白质（如牛奶等）进食少都会破坏健康。

如果男性有三个以上的问题的回答是否定的，那么，生活方式病的几率会高达65%以上，妻子就需要改变丈夫的生活方式了。

爱夫之语

针对丈夫不健康生活方式带来的种种疾病，就要过有规律的生活，保证充足的睡眠；持续的、适当的体育锻炼和户外活动将对身体有益；远离烟酒，戒烟是对丈夫未来健康的投资。

检测丈夫心脏和呼吸功能

男性很容易忽视自身的身体健康，妻子想要有效地预防丈夫的疾病，首先就要对丈夫会遇到的健康风险做到心里有数。能量摄入过多、缺乏必要的身体锻炼、精神压力大以及抽烟等都容易让他患上心脏和呼吸系统疾病。

心脏是人体最重要的器官之一。当心脏功能不正常时，会给病人的生活、工作带来许多不便和困难。那么，心脏功能不正常时会有哪些表现呢?

常感到心慌、气短

尤其在上坡、爬楼时明显，停下来休息一下可以减轻，以后渐渐在夜间睡眠时喜卧高枕，经常在夜间睡熟1～2小时后，因喘不过气被突然憋醒，需马上坐起来或站起来喘息一会儿，待呼吸平稳后可以继续入睡。这种现象叫夜间阵发性呼吸困难（也称心性哮喘），如未引起重视，病情继续发展下去，气短、心慌会越来越重，病人平卧时即感呼吸困难，于是不论白天或黑夜，都需背靠被子或端坐在床上，即为端坐呼吸。

急性肺水肿

一部分病人，在心功能不正常的早、中期，由于感冒、情绪激动、过量饮酒，或输血输液过多、过快等，会突然出现极度呼吸困难、大量出冷汗、烦躁不安、脸色苍白、嘴唇及指（趾）甲发紫（发绀）、咳嗽、咳出白色或粉红色泡沫痰现象，病人往往取坐位，两腿下垂。这种情况称“急性肺水肿”（或称急性左心衰），非常危重，如得不到及时诊治，病人很快会呼吸渐浅，神志不清而死亡。

易疲劳，全身浮肿

病人还常有易疲劳，上腹部饱胀，脚面、小腿、脚踝及全身浮肿等，有些病人有发绀。如果男性有这些状况，说明他的心脏功能已经不好了。要及时送医院做进一步检查，并采取相应方法进行治疗。

自测方法

这里有一些简单而实用的健康检测方法，能够让男性随时随地对自己的身体状况进行检查，随时掌控身体的健康动向，及时采取相应对策。

1.心脏功能状况

（1）早晨醒来后，不要起床，数一数丈夫的脉搏，1分钟不到50次——很好；50～65次——好；65～75次——平常；75次以上——不好。

（2）腰臀比——检验脂肪指标。腰臀比（WHR）是反映身体脂肪分布的一个简单指标，世界卫生组织通常用它来衡量人体是肥胖还是健康，保持臀围和腰围的适当比例关系，对成年人体质和健康及其寿命有着重要意义。许多研究已证明，该比值与心血管发病率有密切关系。标准的腰臀比为男性小于0.8，女性小于0.7。根据美国运动医学学会1997年推荐的标准，男WHR大于0.95和女WHR大于0.86就是具有心血管疾病危险性的腰臀比数据。注意，测量时一定要采取站姿。

2.呼吸功能状况　屏气时间——检验肺脏功能。深吸一口气，然后屏气，时间越久越好，再慢慢呼出，呼出时间3秒钟为最理想。最大限度屏气，一个20岁、健康状况甚佳的人，可持续90～120秒。而一个年满50岁的人，为30秒左右。

爱夫之语

深呼吸可以提高肺活量，经常做深呼吸，可以增强肺功能，延缓衰老。但丈夫若有阻塞性肺病，则不适合做深呼吸，如果有其他疾病可以在医生的建议下做深呼吸。平时少抽烟，多运动，要加强个人的免疫力，多吃水果和蔬菜，远离高热量食品，这样你的丈夫才能拥有一个令人羡慕的身体！

对丈夫健康标准实施监测

日本学者提出了健康条件的四快：即吃得快、便得快、睡得快、说得快。四快虽有概括上的简单片面之嫌，却没有认识上的明快形象之感。妻子要注意观察自己的丈夫是否食欲好，消化功能好，思维敏捷，反应能力强，神经系统功能好，如果这些都好，就可基本反映出丈夫的身体是健康的。

为了进一步使人们完整准确地理解健康的概念，世界卫生组织又规定了衡量男性是否健康的十大准则。

男性健康的10条新标准

1. 有充沛的精力，能从容不迫地担负日常生活和繁重工作，而且不感到过分紧张和疲劳。

2. 善于休息，睡眠好。

3. 应变能力强，能适应外界环境的各种变化。

4. 处事乐观，态度积极，乐于承担责任，事无大小，不挑剔。

5. 能够抵抗一般性感冒和传染病。

6. 眼睛明亮，反应敏捷，眼睑不易发炎。

7. 牙齿清洁，无龋齿，不疼痛，牙龈颜色正常，无出血现象。

8. 头发有光泽，无头屑。

9. 肌肉丰满，皮肤有弹性。

10. 体重适当，身体匀称，站立时头、肩、臂位置协调。

心理健康的标准

《简明不列颠百科全书》对心理健康的定义是：指个体心理在本身及环境条件许可范围内所能达到的最佳状态，但不是指绝对的十全十美状态。心理健康的具体标准为：

1. 认知过程正常，智力正常。

2. 人格健全，性格、能力、价值观等均正常。

3. 养成健康习惯和行为，无不良行为。

4. 情绪稳定、乐观、心情舒畅。

5. 精力充沛地适应社会，人际关系好。

6. 意志坚强，做事有目的、计划、步骤、方法，能克服困难达到目的。

需要指出的是，心理健康与否的界限是相对的，没有一个固定不变、普遍适用的绝对标准，已有的衡量心理健康的标准也会随时代的变迁和社会文化的差异而变动。

身心健康的新标准

围绕健康新概念，世界卫生组织归纳和总结了在人群实践的经验，提出了身心健康的新标准，即“五快”（机体健康）和“三良好”（精神健康）。

“五快”具体指：吃得快、拉得快、走得快、说得快、睡得快。

吃得快，说明消化功能好，有良好的食欲，不挑食，不厌食，不偏食，不狼吞虎咽。

拉得快，说明消化功能好，一旦有便意，能很快排泄，感觉轻松。

走得快，说明运动功能及神经协调功能良好，步履轻盈，行走自如。

说得快，说明思维敏捷，反应迅速，口齿伶俐。

睡得快，说明神经系统兴奋、抑制过程协调好，上床很快入睡，睡得沉，醒后精神饱满，头脑清醒。

三良好是指：良好的个性，良好的处世能力，良好的人际关系。

爱夫之语

平时多注意丈夫的日常起居、生活习惯、多观察丈夫的身体状况和心理状态，做到有疾病早知道，早预防，及时进行纠正和治疗，健康就在你身边。

丈夫皮肤健康吗

男性皮肤天生较女性厚，更富有弹性，这是因为，他们的皮肤纤维彼此连接很紧密。男性的皮脂腺和汗腺较发达，对皮肤有很好的保护和营养作用，故男性出现皱纹、皮肤松弛等衰老迹象比女性晚些。但是，由于男性皮肤厚度与密度大于女性，所以，男性皮肤的变化看起来较女性更明显。

衡量皮肤的健康程度

1.皮肤的弹性　皮肤的真皮层包括弹力纤维和胶原纤维，皮下组织有丰富的脂肪，使皮肤富有一定的弹性，显得光滑、平整。而随着年龄增长或身患疾病，皮肤渐渐老化，真皮层萎缩变薄，而真皮层内的弹力纤维和胶原纤维退化变性，透明质酸减少，弹力减低，皮肤就失去弹性，变得松弛，出现皱纹。

2.皮肤的湿度 真皮内有丰富的血管及淋巴管，是人体中仅次于肌肉的第二大“水库”。保持皮肤的湿润是皮肤滋润有光泽的前提，对保持皮肤的营养，防止皮肤干燥、出现皱纹有重要作用。

3.皮肤的耐老性 正常的皮肤应当不敏感、不油腻，且不干燥。

4.皮肤的清洁和活力 皮肤应当没有污垢、污点，经常保持清洁状态。

男性如何美容护肤

1. 正确刮胡子，最好使用刮胡液。皮肤过早衰老，而且可能使你患上各种皮肤病，小者如湿疹，大者如皮肤癌等。故皮肤病学专家一致认为，男性也要经常使用保护性日霜，当然最好是男性专用的。此外，如果因为熬夜，清晨起来显得没精打采，不妨用些护肤霜，它会使你神采焕发，避免过早衰老。

2. 做好皮肤清洁，正确清洁皮肤。由于普通香皂会破坏皮肤表层，刺激皮肤，故最好用专门的洗面奶或凝胶洗脸，以对皮肤起到很好的清洁作用。定期进行深层清洁，祛除多余油脂、污物，促进血液循环，改善容颜。油性皮肤者、吸烟者、司机以及常年在室内氧气不足的条件下工作的男性，尤其需要常做深层的皮肤清洁护理。

3. 多喝水。平时多喝水，保持皮肤细胞的正常含水量，可使皮肤光洁且富于弹性。美容专家建议，一个健康人每天最好用200毫升容量的杯子喝6杯水，如晨起时1杯、上班前1杯、上午10点钟1杯、下午4点钟1杯、运动前1杯、睡觉前1杯。

4. 不宜用女性化妆品。男性皮肤还有一个特点就是敏感，容易发红、脱皮、发痒等等，这些与刮胡子、不正确保养方式、不良饮食习惯、吸烟、心理压力等有关。许多妻子试图用女性护肤品来帮助丈夫减轻这些刺激，结果往往把丈夫皮肤弄得更糟。症结在于与女性相比较，男性的皮肤pH值呈酸性，多数适用于女性pH值的护肤品，对男性即使不产生什么刺激，也会有不舒服感。

5. 睡足睡好。现代医学研究证明，睡好觉是保证健康乃至美容的重要条件，经常熬夜或者失眠的男性容易衰老（包括皮肤衰老）。特别是夜间12点到翌日凌晨3点这段时间，皮肤细胞代谢快，“以旧换新”的速度是清醒状态下的8倍多，故享有“美容睡眠期”的雅号。换言之，要想皮肤常葆青春，尤其要注意这段时间的睡眠，切不可错过。

爱夫之语

健康的男性皮肤应光泽红润，柔软细腻，结实富有弹性及活力，既不粗糙又不油腻，有光泽感而少有皱纹。妻子不要把丈夫的皮肤看成小事，有许多疾病就是从皮肤上判断出来的。

检测丈夫是否处于亚健康状态

亚健康是目前人类生命的头号大敌。WHO（世界卫生组织）最近公布的一项预测性调查表明，全世界亚健康人口总的比例已占到75%，真正健康的只有5%。因心理亚健康导致的抑郁症在全球每年有2亿～4亿人。男性生存压力大，这就要求妻子不仅要关心丈夫的身体健康，还要关心丈夫的心理健康。

随着人们物质文化生活的改善和提高，健康已成为人们日常生活中一个热门话题。但究竟什么是健康？如何才能保证健康？人们知之甚少。

真正的健康

世界卫生组织给健康所下的定义是：生理、心理及社会适应三个方面全部良好的一种状况，即身体、精神和交往上的完美状态。而不仅仅是指身体无病或者身体健壮。资料表明，人群中符合健康标准者约占15%，患有各种疾病者也约占15%，而处于亚健康状态者却约占75%。

什么是亚健康状态

亚健康是指处于健康和疾病两者之间的一种状态，即机体内出现某些功能紊乱，但未影响到行使社会功能，主观上有不适感觉。它是人体处于健康和疾病之间的过渡阶段，在身体、心理上没有疾病，但主观上却有许多不适的症状表现和心理体验。

1. 浑身无力，轻易倦怠。

2. 头脑不清爽，面部疼痛，眼睛疲惫，鼻塞、眩晕、耳鸣、咽喉异物感。

3. 睡眠不良，心虚气短，手足麻木感。

4. 早晨起床有不快感，胸闷不适，颈肩僵硬，心烦意乱等等。

据调查，现在很多人在日常生活中会出现精神不振、情绪低沉、反应迟钝、失眠多梦、白天困倦、注意力不集中、记忆力减退、烦躁、焦虑、紧张、易受惊吓等状态，而在生理上则表现为疲劳、乏力、活动时气短、出汗、腰酸腿疼等。此外，有时还可能会出现心血管系统症状，如心悸、心律不齐等。其实，这就是亚健康状态。亚健康在临床上常被诊断为疲劳综合征、内分泌失调、神经衰弱、更年期综合征等。

得了亚健康应该怎么做

现在亚健康存在于六大高发人群，包括体育人员、影视明星、中年知识分子、领导层人士、写字楼人群、司机。这些人如果要真正回归到健康状态，唯一的办法就是降低高强度的作业。在日常生活中，放松心境、适时健康怡神、注意合理膳食、合理安排时间、适量补钙等方法能有效预防亚健康。生活中难免会出现各种痛苦和烦恼，这就需要不断调节自己的心态，多跟家人、同事沟通和交流，经常锻炼身体。最好每天抽出一段时间静坐，完全放松全身的神经和肌肉，不仅可以使人的精力集中，还可以调节内脏器官的状态。另外，还要保证营养的均衡，如当人承受巨大的心理压力时，所消耗的维生素C就会增加，这时应多吃一些蔬菜、水果等食物。每个人的心理状态和精力充沛程度总在不停地变化，合理安排工作和活动非常重要，该休息的时候要注意好好休息。

爱夫之语

妻子要注意观察丈夫是否具有亚健康状态的各种现象，如果有，就说明丈夫已经开始有不同程度潜在的患病因素，具有发生某种疾病的高危倾向。要注意这种亚健康状态其实就是身体发出的一个信号，提醒丈夫该注意健康了。

从唇部判断丈夫身体健康状况

如果说眼睛是心灵的窗口，那么，嘴唇可以看作是健康的窗口。嘴唇的颜色、光泽、质地无一不反映人体的健康状况。正常健康的嘴唇一般肤色红润而有光泽，干湿适度而有弹性。一旦身体有问题，嘴唇就会出现改变。所以，清早起床，可以看一下丈夫的嘴唇，看是否有下面的情况。

从嘴唇知疾病

1.口唇皲裂　口唇皲裂是唇炎的表现之一。一些过敏体质的病人如对唇膏过敏或消化不好，会有这种表现。当然，体内缺乏水分或者B族维生素也可出现同样现象。

2.嘴唇脱皮 这是因为缺乏维生素B_2，维生素B_2又称核黄素，缺乏状况各地域之间差别不是很大。严重缺乏维生素B_2，会呈现嘴唇脱皮、皮肤发痒的病症。人均每天应摄入0.8毫克维生素B_2。

3.口唇青紫 如果嘴唇长期出现青紫，现代医学将其称之为“发绀”，预示着心脏可能存在问题，长期如此应当及时去医院检查。某些呼吸系统的疾病也可出现口唇缺少光泽、不够红润的变化。

4.口唇苍白 长期嘴唇苍白应当去医院查一下，医生会根据其表现和自觉症状做些相应的检查，以排除有无贫血的问题。此外，某些脾胃虚寒、消化不良的病人也可以表现出口唇缺少红润、干燥等症状，有些还可伴有四肢发冷。

5.口唇红赤 正常唇色多为粉红色，如果红的颜色过于艳丽或者是深紫红色，可能是俗称的体内“火大”引起的。如伴口臭、呃逆，说明脾胃湿热。伴两胁胀痛、厌食，说明肝火太旺。

6.口唇泛黑 如果嘴唇上出现了一块或几块黑斑，应该去医院口腔科或皮肤科就诊，排除色素性疾病或血管性疾病的可能，如色素痣或血管瘤等，必要时应做相关的检查。如果整体色泽暗淡且发黑，还要注意消化系统是否存在问题。如果唇周有一圈黑色的话，可能与体内有湿邪或脾肾亏虚有关。

7.口唇发黄 这种现象在人群中并不多见，如果口唇发黄并且伴有面部及全身皮肤发黄，就要小心肝脏是否出了问题，应当及时去医院检查一下是否患有肝炎。

8.口唇疱疹 是疱疹病毒感染导致的，也叫口唇单纯疱疹，一般由于机体抵抗力降低，如过劳、着凉、过于偏嗜油腻或辣食、湿气过重等引起。

9.嘴唇麻木　嘴唇觉得麻木，身体日渐消瘦。这可能是胰腺功能在逐步衰弱，主要是饮食失调、饥饱不当所致。由于胰腺功能不好，便殃及胃。当胃遭到损伤时，嘴唇就会明显地变得单调、麻木。这时除了调整饮食外，还要留意不要吃生冷、油腻的食品。

治疗方法

1. 唇色深红而干，多属热证、实证，可以用生地、小蓟、知母、麦冬煮水内服。

2. 唇色淡白，可以食用一些动物肝脏和红色食品，如西红柿和新鲜红辣椒等。

3. 唇色暗红为寒证，多见于心肺功能不全或缺氧之时，需要尽早检查。

4. 如果嘴唇肿胀，可能是由于胃寒或是胃痉挛，可多吃些土豆、红薯、板栗、山芋、莲藕等暖胃的食物。

爱夫之语

呵护嘴唇要从丈夫体内的根本病因着手。在治疗引起嘴唇变化的原发病的同时，注意丈夫的饮食健康，养成良好的生活、工作习惯，相信他的嘴唇定会保持迷人的光彩。

丈夫的腰椎健康吗

人体最累的不是腿，而是腰。虽然每天走路要用到腿，但坐下时腿已经休息了，腰还在支撑着体重。所以，腰椎的保养非常重要。丈夫可能每天坐办公室10小时，开车2小时，回家坐沙发半小时，在书房看书或上网工作2小时，有时应酬吃饭桌前坐2小时……久坐伤腰，那么他的腰一定累坏了……

丈夫有腰椎问题吗

以下四种情况，如果丈夫有一项属于经常发生，说明腰椎开始出现问题了，应该引起重视，去医院照一张腰椎的片子，平时也要对腰部多加关照了。

1. 腰疼，轻轻咳嗽几声，发现腰疼加重了。

2. 平躺坐起，双腿因为疼痛而伸不直。

3. 熟睡一夜后腰痛仍没有缓解，向左侧卧如胎儿状时疼痛仍不能减轻。

4. 平躺，将双腿的膝关节伸直，并抬高，抬到一半就疼痛难忍。

什么是椎间盘突出

椎间盘是脊椎骨骼间负责减震的装置，有弹性是它的最大特色。椎间盘包括三种结构：上下软骨、作为围墙的纤维环和胶状的髓核。在这三种成分中，弹性效果最强的是髓核，软骨最坚固，最容易磨损的是纤维环。当纤维环受到磨损后，髓核组织从破裂之处突出或脱出椎管内，从而造成相邻的组织，如脊神经根和脊髓受压，引起头痛、眩晕；心悸、胸闷；颈部酸胀、活动受限；肩背部疼痛、上肢麻木胀痛；步态失稳、四肢无力等症状和体征，妻子可以看丈夫是否有这些症状。

保卫腰椎行动起来

1. 晨起活动腰部 洗手盆不要过低。熟睡一夜后，肌肉、关节都会因没有运动而不太灵活，腰椎间盘也因为一晚上的放松，吸收了水分而膨胀僵硬。此时，如果弯腰比较低会对腰椎间盘产生较大的压力，让神经受到挤压。晨起最好活动一下腰部，做做前后伸、左右旋转、伸懒腰等动作，使腰部不至于从静止状态马上转变为增加腰部负荷的运动状态。

2.锻炼下身肌肉群 强健的腿部能有效分担腰背部负担，阻止和缓解腰疼形成。游泳就是很好的锻炼腿部肌肉的方法，尤其是蛙泳。此外，游泳还能够保障脊椎间组织的营养供应，维持它的弹性，提高脊椎抵抗外来冲击的能力。

3.换一种方式行走 倒退的行进方式对腰椎最有好处。倒步走时，两腿交替向后迈步，增强了大腿后肌群和腰背部肌群的力量，这让腰部韧带的弹性增强，就像自备了腰椎保护带，从而有效地保护了腰椎。骨骼、肌肉、韧带的功能恢复，不但让腰椎的稳定性增强，还能减轻腰椎疼痛甚至使疼痛消失。倒退行走时，每分钟最好走60~100步，每次10分钟。

4.控制体重，保护腰椎 统计表明，正常人的腰椎每天前屈的次数会高达3000~5000次。如果有个显著的啤酒肚，这些赘肉就像是腰上挂的一个沙包，会让身体的重心更加向前，既增加了腰椎的负担，又使腰椎深埋在脂肪之中，得不到锻炼。

妻夫之语

椎间盘最主要的成分是水，这种物质从20岁就开始减少，负责维持椎间盘弹性的“蛋白多糖”开始减少的时间下限是30岁。这意味着，从30岁以后椎间盘就走上了逐渐退化的道路。调查统计显示，中国30~40岁的人群中59.1%人患有颈腰椎病。如果丈夫平时从事的工作使腰椎很累，那么，妻子从现在起就要开始注意了。

从丈夫的指甲判断疾病

一个健康人的指甲应该是平滑、红润、有光泽；厚薄适中，对称、不偏斜、坚韧不脆；甲面没有纵横沟纹，指甲根部的甲半月（俗称的月牙）呈灰白色，指甲形状呈正常的弧形弯曲。如果丈夫以上标准中的任何一条没有达到，都可能说明他的身体出了点毛病。

不管是什么内在疾病，通常都会或早或晚地反映到体表外部，而指甲就是帮助判断一个人身体健康与否的晴雨表之一。

根据指甲月牙来判病

要想从指甲月牙上来推断身体状况，首先要知道健康的指甲月牙什么样。一般，指甲上的月牙应占手指甲的1/5左右，10个手指中应有4个以上是有月牙的，而且要边缘清晰。

传统中医学认为，一个人手指甲上的月牙如果弧度适宜、光泽好，就表明此人的气血旺盛；如果月牙变小或逐渐消失，说明人体的气血衰退，血液循环不好，身体状况也不如从前。特别是当它突然有了明显的改变，或者长期存在异常表现时，尤其应引起注意。

那些指甲月牙过小或过大的人都表示身体有一定的异样或病痛。过大的人表示其经常处于一种焦虑、紧张的状态，这在脑力劳动者中比较多见；胃肠道溃疡患者要小心胃溃疡；心血管疾病患者要警惕脑溢血。

指甲月牙过小或消失的人，一般消化功能差一些，身体相对较弱，容易疲劳，如果本身患有胃肠道疾病则应提防十二指肠溃疡。当然疾病的确定还需要结合其他症状和医学检查，最后由医生来作出诊断。

由于指甲月牙的发育受营养、环境、身体素质等多方面的影响，所以按照中医“精不足补之以味”的原则，可以通过补充优质蛋白，如奶类、蛋类、鱼类等，以及黑色食品，如黑米、黑木耳以及一些种子类食物来进行调理，并适当增加锻炼。

根据指甲表面沟纹深浅来判病

多数人都听说过看指甲月牙能辨病，但根据指甲表面的沟纹深浅来了解身体状况，恐怕大部分人都不知道。

甲面在理想状态下应该是无纵横沟纹的。妻子一旦发现丈夫指甲表面变粗糙，无光泽，甚至出现明显的纵条纹，摸起来感觉沟壑丛生，就可能意味着他的身体最近正处在疲劳状态中，由此可导致体质虚弱，精神持续疲乏、免疫力下降等问题。此外，维生素或微量元素缺乏也会导致条纹竖线。

指甲的发育受多种因素影响，尤其是指甲上的明显竖线与饮食、生活规律、年龄密切相关，比如经常熬夜，元气亏损的人，指甲就容易出现纵纹。当然，也有部分年轻人是由于感冒、肺炎等引起的；中老年人若出现这种情况，则大多因为年老体衰、身体功能下降、体力消耗不易在短期内恢复所致。所以，具体疾病的确诊，还要结合其他症状以及医生的诊断予以确认。

出现这种状况的人，首先要注意养成良好的生活习惯，另外通过食疗，吃富含优质蛋白质的饮食，如奶类、蛋类、鱼类等，同时摄取维生素，以及锌、铁、钙等微量元素来调整身体功能，甲面的竖线会随之逐渐消失。

爱夫之语

你仔细看过丈夫的指甲吗？别小看这小小的一片指甲，通过观察它的形状、大小、颜色能够反映丈夫健康基本状况，甚至看出潜在的健康危机。而通过指甲光泽、纹路、斑点等等变化则可以推断出丈夫身体正悄悄发生的病变，所以，学会观察指甲就是学会一种最为简易健康自测方法。

早晨排尿早知病

尿液在自己不同的身体状况下，它的颜色或气味是有所不同的，这对于男人从自己每天的尿液中预测身体状况来说，是很重要的。尤其是早上的第一次尿，一定要仔细看，观察尿液的颜色。那么，具体如何从尿液判断疾病呢？

尿黄像浓茶

如果尿液长期黄得像浓茶，提示肝脏有问题。

如果肝内外的胆道被炎症如肿瘤、结石堵塞，造成肝脏损伤，肝炎等，都会导致尿色黄。如果丈夫的尿液出现了长期发黄的问题，一定要留神他的身体还有没有其他症状，如黄疸、疲倦、上腹部不舒服和疼痛等，应引起家人重视并去做相关的肝脏检查。

正常状况：如果只是一两次的尿黄，时间短且没有其他不适，这大可放心。尿液颜色改变与人体出汗和饮水量、饮食有关。如出汗多，饮水量小，尿液的颜色也会加深。上述原因造成的尿液变色在短时间内是可以恢复的。此外，刚起床时，肾脏里积存了整晚的尿液，所以，尿液颜色较深、气味重。等你喝过水后，下一次尿液的颜色和气味都会好转。

尿上浮泡泡

可能是前列腺炎或肾炎，如果丈夫感觉尿液的表面漂浮着一层细小的泡沫，且久久不散，这可能是肾炎的早期症状或提示男士患有前列腺炎。

这种“小泡泡”是因为尿液中的蛋白多引发的，肾炎最早期的改变就是尿液中出现蛋白，此时往往尚无其他任何症状，如果得不到积极有效的治疗，肾炎进一步发展就会出现肾功能不全等问题。此外，如果丈夫患有前列腺炎，尿液中可能携带前列腺液，这样能在尿液的表面形成油珠，也会呈现出“小泡泡”多的“泡泡尿”状态。

正常状况：如果泡沫较大或大小不一，并且持续时间较短，这是由于尿液中含有的成分使尿液张力较强，属于正常冲起的泡沫，无需紧张。

尿黄带红色

可能是尿路感染。尿液中带有红色则很可能是尿路感染的症状，如尿道炎、泌尿系结石等。一般在血尿的同时还有尿频、尿急、尿痛问题。出现此种情况，建议男性到泌尿科做检查，以免错过治疗的最佳时机。

正常状况：吃了胡萝卜等带天然色素的蔬菜、水果，都会使丈夫的尿液呈现红色。但是这种现象只是暂时的，多喝几杯水情况就会慢慢还原。

血尿

如果男性尿液中带血，那么说明身体一定有异常了。血尿的原因非常复杂，有上百种疾病可以引起血尿，所以，要辨明症状一定要做进一步检查。如果血尿伴有腰腹部隐痛不适，尿急、尿频、尿痛者多为泌尿系统感染或结核；如果血尿伴有腰部胀痛或一侧腹部绞痛，以肾、输尿管结石的可能性最大；如果血尿伴有鼻出血、牙龈出血、皮肤出血，这可能是全身性出血疾病在作祟，如血小板减少、过敏性紫癜、血友病，甚至白血病等。

爱夫之语

如果丈夫的晨尿出现了以上这些现象，妻子和丈夫要仔细观察，以辨别是否为正常现象，是不是伴随了身体某方面的不适反应，如果有，应尽早去医院检查确认。

丈夫双脚也能判断病

妻子知道吗？除了从丈夫皮肤、指甲能看到丈夫的健康状况，看双脚也能快速地知道他的健康状况。下面几种脚的现象，您的丈夫是否出现过呢？

双脚麻木

双脚没有知觉，这是由周围神经病变引起的。周围神经病变有很多原因，但是两个首要原因是糖尿病和滥用酒精。化学疗法也是另一个原因。更严重的是这种麻木会延伸到手，让您的丈夫感觉似乎戴着手套似的。解决办法：看医生，找出原因。虽然周围神经病变没有治疗方法，但是可以通过镇痛剂和抗抑郁药来缓解疼痛症状。

脚和脚趾无毛

出现这种现象通常是由血管病引起的循环不畅通。由于动脉硬化，心脏无法把足够的血供到脚，就会出现这种现象。供血不足还会导致人们无法感受到脚的脉搏。站立的时候，脚可能是鲜红的或微黑的。

脚指甲厚重、发黄

出现这种现象是由于指甲下面的真菌感染而引起的。甲癣患者通常毫无知觉，会持续好几年都不会发觉。但是这种感染很快会波及到患者全部的脚趾甲甚至手指甲，从而导致指甲发出难闻的味道，颜色变深。糖尿病患者、有循环问题和免疫系统问题的人容易感染该疾病。

大脚趾突然增大

出现这种现象可能是痛风，这是关节炎的一种，通常由过多尿酸引起。尿酸通常存在于体温较低的身体部位，而全身最凉快的地方莫过于离心脏最远的大脚趾。40~50岁的男性、绝经后的女性更易患有痛风。解决办法：向医生咨询，通过饮食和药物治疗。

脚频繁痉挛

由于锻炼或者脱水会引起脚突然抽筋，或是肌肉的猛然收缩，如出现这种短暂情况，并无大碍。如果在躺着的时候，一块肌肉或周围一片肌肉会突然痉挛，之后会伴随有酸痛，并且这种情况经常发生，那么饮食中应该增加钙、钾和镁的摄入。解决办法：为了避免脚抽筋，睡觉之前伸展脚，然后喝杯热牛奶来补充钙。试着弯曲脚，按摩疼痛的部位，也可以用冷毛巾或消毒酒精来使肌肉放松。

无法治愈的脚掌疼痛

这是糖尿病的主要表现。升高的血糖浓度会导致脚部神经的破坏，表现为由压力或不小心的摩擦而引起的刮伤、切伤或刺激，以至于使患者以为不断的脚掌疼痛。糖尿病的其他表现还有经常尿频、口渴、视力模糊、易疲劳、易饥饿或体重减轻。解决办法：马上治疗溃疡，并做糖尿病的检查。

脚趾稍微下陷，有勺子形状的压痕

这是贫血的表现。因为没有足够的血红蛋白（一种存在于运送氧的血细胞中的富含铁的蛋白质）引起的。贫血时，指甲也会出现相同的状况：颜色和甲床都会呈现苍白。而且指甲易碎，脚总是感到寒冷。疲劳是贫血的首要症状，其他症状包括站立时呼吸短促、头晕或头痛。解决办法：通过全血细胞计数检查可以诊断贫血。

爱夫之语

另外如果丈夫脚部疼痛难以走路，这通常是由骨质减少、营养不良，包括维生素D缺失、不易吸收钙或厌食症引起的。如果脚趾尖向上肿起，通常是肺疾病的惯常表现，心脏疾病和胃肠疾病可能也和此有关。

看舌知健康

舌头是口腔内的重要器官，人体的很多疾病可以通过舌头表现出来。舌上有一层舌苔，它是舌体上面所散布的一层苔垢，正常人的舌苔应该是薄白而湿润，干湿适中，不滑不燥。妻子可以在吃饭时观察丈夫的舌苔是否正常。

舌头是口腔内最灵活的，人体的很多疾病也可以通过舌头表现出来，它就像身体健康状况的晴雨表。

舌头：身体健康状况晴雨表

苔厚的人可能是患有消化系统和呼吸系统疾病：舌苔黄而厚，表明体内可能有湿热，或者消化道和呼吸道有炎症，如果咳嗽，还表明肺部可能有炎症。如果患者阴虚以及有慢性消耗性疾病，比如肿瘤、结核病，可能会表现为没有舌苔。

如果舌质暗红或有瘀斑，则表明气血不足，可能有心脑血管方面的疾病，需要考虑血黏度或血脂是否高出正常水平。如果舌质淡则要检查他是否有贫血、营养不良、气虚和慢性疾病。

舌头两侧有牙印，可能是因为气虚；如果同时还伴有黄色，表明有湿热；伴有白色则可能是寒湿；舌头疼痛可能患有口腔炎症和溃疡；如果舌头发麻，应考虑是否血黏度过高。

出现以下舌象，表明阳虚有寒气

舌诊内容很多，分别包括舌质和舌苔的神、色、形、态等。正常的舌象，是淡红舌，薄白苔。具体说来，淡红舌是指舌色淡红，舌体柔软，活动自如，鲜明润泽，不胖不瘦；舌苔薄白，则透过舌苔，可以隐约看出淡红的舌底，并且舌苔颗粒均匀，干湿适中，不黏不腻。

舌苔白：如果出现白厚而腻的舌苔，这种现象则提示寒湿或痰湿。可选用温脾健胃、散化寒湿的食物。最好少用甜腻厚味的食品，否则易导致腹胀及食欲减退。

舌色淡白或嫩白：这种舌头的颜色比正常的淡红舌要浅淡，甚至是明显地泛白色，往往是血气不能充盈舌部的表现，常见于气血亏虚、阳虚寒积之人。

舌色青紫：舌头颜色发青或带有紫气或紫色，同时舌头润泽而不干燥，甚至水滑欲滴涎水，是阴寒内盛的表现。

另外，不管舌苔的颜色是黄是白，是灰是黑，只要舌面润泽，口不干渴，甚至口水难禁，水滑欲滴，都说明阳虚而有寒气。

爱夫之语

观察舌象是诊测人体是否健康的重要方法，熟练掌握并应用这个方法，虽然不是一朝一夕之功，但为了丈夫身体的健康，妻子投入这点时间和精力还是值得的。另外，观察舌苔只是确诊的一个方面，舌苔表现出来的症状也有可能是假象，如果发现舌头异样，要及时让丈夫到医院确诊，千万别自己下结论或用药。

Chapter 2

营养健康——打造健康好丈夫

说到营养健康，很多男性会有一个误区，认为现在什么都不缺，什么都能买到，想吃什么就买什么，谁还会缺营养呢？其实，吃得饱不等于吃得好，吃得好不等于吃得营养，吃得营养不等于吃得营养均衡。人体是由各种各样的营养素所构成的，主要分为七大类：一是蛋白质，没有蛋白质就没有生命，蛋白质食物的主要来源是鱼肉豆蛋奶；二是脂肪，它是人体热量的来源，其主要来源是鸡鸭鱼肉等；三是碳水化合物，也是我们平常说的糖类，主要来源是五谷杂粮，如米、面食等；四是维生素，顾名思义，就是维持生命的元素，其主要来源是蔬菜和水果；五是矿物质，它是参与生命活动的重要物质，如钙、镁、锌、铜、锰、铁等；六是纤维素，称为肠道清道夫，它帮助身体排毒，其作用不可忽视；七是水，它占到了人体的百分之七十左右，人体缺水会造成很多病变。所以，妻子给丈夫平时的饮食要注意这七大营养素的均衡摄入。

丈夫平日吃什么

平时该给丈夫吃些什么蔬菜或水果好呢？相信很多妻子都有同样的疑问，在做饭的时候束手无策，不知什么食物及什么营养是适合丈夫的，如何做到不盲目吃呢？只能从了解各种食物对丈夫的功用开始了。

水果是膳食生活中维生素A和C的主要来源，大部分水果都是有益身体的食品。水果中所含的果胶具有膳食纤维的作用，同时水果也是维持酸碱平衡、电解质平衡不可缺少的。

吃水果有讲究

从时间上来说早上吃水果营养价值最高，各种维生素和养分易被吸收。晚上吃水果营养价值最低。但是从消化方面来看，如果有胃病则不宜早上空腹吃水果。

在餐前食用有利于刺激食欲，在餐后食用有利于食物的消化和吸收。水果本身含酶，如想让酶在身体中产生不同的作用，最好考虑食用的时间，也要根据不同个体自身的情况而定。如：

1.**菠萝**　新鲜菠萝含蛋白酶，如果空腹食用，菠萝的蛋白分解酶会伤害胃壁。有少数人还会引起过敏反应，宜在餐后食用。

2.**香蕉**　香蕉含有很高的钾，对心脏和肌肉的功能有益，同时香蕉可以辅助治疗便秘、小儿腹泻等，适合餐前食用。

3.**柿子**　柿子中含有大量的柿胶粉和红鞣质，早上空腹食用，胃酸会与之作用，形成凝块，即“胃柿石”，严重影响消化功能，宜饭后或晚上食用。

4.**红枣**　含有大量维生素C，故有“天然维生素C丸”之美称。但是胃痛腹胀，消化不良的人要忌食，建议餐前食用。

5.山楂　山楂无论是鲜果还是其制品，均有散淤消积、化痰解毒、防暑降温、增进食欲等功效。但是空腹食用或者是脾胃虚弱者则不可以在清早进食，胃炎和胃酸过多者要少食。

助性的食物

现代医学和营养学认为，某些食物与营养素能够促进性欲，调节性感和滋养性功能。它们是：

1.蜂蜜　蜂蜜中含有生殖腺内分泌素，具有明显的活跃性腺的生物活性。因体弱、年高而性功能有所减退者，可坚持服用蜂蜜制品。

2.韭菜　又名起阳草、壮阳草、长生韭，它是一种生长力旺盛的常见蔬菜。为肾虚阳痿、遗精梦泄的辅助食疗佳品，对男性阴茎勃起障碍、早泄等疾病有很好的疗效。可以每天都以韭菜佐食，或把韭菜子研粉，每日早晚各服15克，用开水送服。

3.果仁　经研究发现，在某些经常吃南瓜子的男性中，没有前列腺疾病发生。这是因为南瓜子中含有一种能影响男性激素产生的神秘物质。此外，小麦、玉米、芝麻、葵花子、核桃仁、杏仁、花生、松子仁等也对性功能有益。

4.海藻　海藻含碘量超过其他动植物。而碘缺乏或不足会导致女性流产、男性性功能衰退、性欲降低。因此，要经常服用一些海藻类食物，如海带、紫菜、裙带菜等。

5.鱼类　在古罗马时期，人们就发现，鱼类是滋养性欲的理想食品，特别是鲨鱼肉，作为性爱的“催化剂”至今仍享有盛誉。科学研究证明，鱼肉含有丰富的磷和锌等，对于男女性功能保健十分重要，有“夫妻性和谐素”之说。一般而言，凡体内缺锌者，男性会出现精子数量减少且质量下降，并伴有严重的性功能和生殖功能减退，而女性则发生体重下降，性交时阴道分泌液减少等症状。

爱夫之语

妻子合理地安排丈夫的饮食，帮助丈夫形成良好的饮食习惯，加之有节制、有计划的饮食，利用食物属性促健康，相信一定能打造一个健康好丈夫。

健康丈夫食疗小处方

妻子留意丈夫吃什么从而有利于他的健康很重要，但是怎样将这些有利于丈夫健康的食物做成一日三餐呢？怎样针对丈夫的不同特点进行食疗并且让他爱吃呢？这就需要发挥妻子的“功力”了。

二类男性春季进补食疗方法

“一年之计在于春”，春天到来，万物生长。春天也正是食疗进补的好时期。男性由于工作、生活等一些习惯，会有较多的饮酒应酬，而健壮的身体，也是每个男性都想拥有的。下面针对不同类型的男性，介绍二个食疗方：

1.应酬男——甜梦食疗方 这种男性平时工作压力大，精神紧张容易疲劳，睡眠不好，运动较少，从而影响了肠胃对饮食的正常吸收，身体介于健康与疾病中间，抗病能力大大下降。喝水少、血液黏度大、锻炼少还会引起前列腺的不正常改变，甚至会引发前列腺炎。

推荐秘方：莲子芡实粥

配料：莲子50克、芡实15克、大米300克。

做法：三味一起熬，水要多放一些，不要使粥过稠。

功效：莲子可以健脾宁心，芡实能够健脾补肾，常喝能够缓解压力、防止因工作紧张造成的失眠等不适。

2.贪杯男——呵护心肝食疗方 贪杯男性分两种，一种人迫于工作需要，不喝不行，经常以喝酒为手段来应酬客户，本身并无酒瘾。但时间长了易得脂肪肝、酒精肝。还有一种男性嗜酒成性，逢酒必喝，且喜欢醉生梦死的快感。此为患酒精性肝硬变的高危人群，严重的可致死亡。

推荐秘方1：五味子粥

配料：五味子10克、大米100克。

做法：大米、五味子，一起文火熬制。

功效：五味子可以养肝、补肾，大米有保肝、护胃的作用，酒后进食能够减少大量酒精对肝的损害。

推荐秘方2：葛花水

配料：中药葛花、开水。

做法：取适量葛花放入开水中冲泡。

功效：酒后饮用，有醒酒的妙用。

男性保养食疗方法

1.粥类

（1）锁阳粳米甜粥：将锁阳洗净放入砂锅，加水煎取浓汁，去渣。粳米淘净入锅，加适量水，用小火慢煮，待粥将成时，加入锁阳浓汁、白糖调味即成。该粥温阳补肾，适用于肾阳亏虚型阳痿、怕冷、腿软无力等症。

（2）锁阳补肾粥：将黑豆泡软，莲子去心，核桃仁捣碎，锁阳用布包好，与黑豆、莲子、核桃仁一同放入砂锅内，煮至米烂粥成，调味咸甜均可。该粥补肾助阳，健脾益气，适用于脾肾阳虚导致的消化不良、反酸、嗳气、肢冷畏寒、老年便秘等症。

2.汤类

（1）强身汤：将锁阳，枸杞水煎取汁（或用布包直接投入锅内），加羊肉、鸡肉、鸭肉等共煮，待熟时加食盐、味精、葱花、姜末调味煮沸即可食用。可温阳益精，适用于肝肾不足引起的遗精、阳痿及精少、精稀等症。

（2）锁阳羊肉汤：先将羊肉汆烫，香菇切丝，再将锁阳、生姜、香菇、羊肉一起放入锅中，水须淹过材料，大火煮开10分钟，转小火炖一小时，起锅前，加盐和米酒即可服用。此汤适用于各种阳虚症。

3.茶酒类

（1）锁阳红糖饮：水煎锁阳，去渣留汁，加红糖适量，饮服。具有温阳润肠通便之功。

（2）金锁阳神酒：将锁阳切片，每30～50克锁阳泡酒250毫升，可适当加入红参、枸杞、玉竹、牛膝等，浸泡2周后即可服用。该酒补气健脾、益精滋肾、祛风活血、强壮筋骨。适用于肾虚气弱、阳事不举、遗精盗汗、腰膝酸软、风湿性关节痛等。

爱夫之语

在当今的社会，做男人很累，工作、社会、家庭重重压力，往往压的男人喘不过气，养生、进补似乎都随着繁忙的工作和男人无缘了，妻子平时多注意丈夫的饮食，就相当于给了他一道无形的精神上的支柱。

饮食减掉丈夫啤酒肚

大部分妻子会认为喝啤酒多了是啤酒肚的主要诱因，其实不然，对于男性而言，睡眠质量差是导致啤酒肚的主因。很多男性不到中年都挺起了啤酒肚，喝啤酒使人发胖似乎成了共识，但这种说法是缺乏科学依据的。

啤酒肚的主要诱因并不是啤酒

实际上，一杯啤酒的热量仅为150卡路里，脂肪也只有0.3克。德国联邦营养医学会最新研究表明，啤酒肚与男性的遗传基因有关。当然每个男性基因不同，引发啤酒肚的可能性也不相同，对于男性而言，睡眠质量问题是主因。随着年龄增长，男性深度睡眠阶段也随之减少，由于睡眠质量差，荷尔蒙的分泌会随之减少，荷尔蒙的缺乏会使体内脂肪组织增加并聚集于腹部，而且年纪越大影响越明显。

此外，很多男性长时间坐在办公，缺乏运动，容易造成腹部脂肪聚集。在工作压力较大的情况下，不少人会饮食过量，导致消化不良，这也易造成体重超标。

一日三餐减掉啤酒肚

很多男性其实四肢并不胖，但就是会顶着一个“啤酒肚”。为了控制啤酒肚，减肥成了不少男性的烦心事。其实，吃好一天三顿饭，控制啤酒肚很简单。

早餐要吃饱，一定不要节食。有些男性朋友早晨为了赶着送孩子上学和自己上班，同时想减掉啤酒肚，选择放弃早餐，这是绝对错误的。每天早晨是人体脾胃功能启动的阶段，此时胆汁也开始进入分泌旺盛期，如果不吃早餐是要损害这些器官的功能和健康的。早餐不能节食，而且还要吃饱吃好。早餐吃饱了，不少人选择喝大量的茶水来消除可能造成的脂肪堆积，其实这样做并不利于减肥，一方面茶水冲淡胃液，另一方面，并不是所有的茶都能消除脂肪，建议上午可以适当喝一点发酵或者半发酵的茶，如普洱、乌龙、铁观音、红茶等。

午餐饭前喝碗汤，只吃七成饱。饭前喝碗汤是非常不错的生活习惯，饭前喝碗汤不仅增加营养，而且利用汤水把胃先占去一部分空间，实际吃的东西就少了。注意要少喝油太重的汤，清汤是最佳的选择。吃午餐的时候也没有什么特别的忌讳，米饭、馒头都能吃，鸡鸭鱼蛋也不拒绝，唯独需要注意的就是只吃七分饱，这样吃还利于午休。

吃完午餐之后建议不要立即喝茶，饭后一个小时再考虑喝茶。在茶叶的选择上建议与上午要有所区别，这样可以组合发挥茶叶去脂的功效，喝茶的数量建议500～600毫升，即两茶杯水。如果有失眠症状，下午便可以喝白开水，这样不影响晚上的睡眠。

晚餐主食少吃点，蔬菜当主角。晚餐是目前都市人一天当中吃得最丰盛的一餐。不过从控制小肚子的角度出发，晚餐建议少吃米面等淀粉类主食。晚餐的饭桌上，蔬菜、鸡蛋、鱼和瘦肉应该成为主角，一碗菌类煲成的汤也是减少主食不错的选择。

建议晚上八点以后不要再吃任何主食，这个时候再吃主食不容易消化，最容易造成脂肪在腹部的堆积，还会诱发胃部的疾病。有不少人反映，按照健康食谱吃，晚上特别容易感觉饿。这是早期身体出现了不适应的症状，如果晚上不吃饱，会感到饿得难受。喝杯牛奶或者吃点豆腐干等豆制品，便可以解决肚子饿的问题，要记住不要吃多，缓解一下饿就可以了，大约经过一个月左右的时间，身体就会适应了，所以，一定要坚持。

爱夫之语

妻子要尽量不让丈夫在外面吃饭，因为，饭馆的饭往往比家里做的饭含有更多的能量和脂肪，可以帮丈夫留意他单位附近提供低脂饭菜的餐馆。另外，建议丈夫不要去快餐连锁店，因为，那里可供选择的低脂肪食物很少。不吃或少吃自助餐，因为，自助餐往往导致人吃得很多。

“强力”食品延缓丈夫衰老

不想变老是人的天性，现在关爱女性的化妆品很多，使女性看起来会比实际年龄小很多，不靠化妆品，除了精神上的乐观豁达，有没有让男性年轻的食物呢？妻子需要留意了，多吃以下食物，可以减慢丈夫衰老的速度。

没有让人永葆健康的药物，但却有让人越吃越健康的食品。日前，来自美国的10余位营养学家联合在美国网络医学博士网站上提出建议，下面7种食品，能让男性越吃越年轻，越吃越健康。

让男性越吃越年轻的七种食品

1.鸡蛋 研究显示，天天早上吃一个鸡蛋，不仅不会增加胆固醇，还会让人在一整天内摄入更少的热量，不知不觉减轻体重。鸡蛋提供了高质量的蛋白质，此外，还含有12种维生素和矿物质，其中B族维生素对改善记忆有帮助。

2.奶制品 以低脂酸奶最佳，它富含钙质、多种维生素、蛋白质和钾元素。除此之外，酸奶中的益生菌更有助于保持体内菌群平衡。如果不喜欢酸奶，脱脂牛奶和奶酪也是不错的选择。奶制品几乎包含了男性身体所需要的任何营养素，各种营养素之间的比例配搭也平衡。

3.坚果 高纤维、高蛋白、有益心脏且抗老化，这些都是坚果类食品的长处。但因为过高的脂肪含量，适量食用是关键。专家认为，不论是杏仁、花生，还是核桃、榛子，天天不超过半两最佳。

4.猕猴桃 被称为“水果之冠”的猕猴桃含有高密度的营养素。一个猕猴桃就能保证你全天所需的维生素C。此外，它还提供了丰富的维生素A，以及植物纤维和钾。猕猴桃食用起来也很方便，用刀切成两半，拿勺子像舀冰淇淋一样，就能尽情享用了。

5.水果干 菠萝干、杏干等许多水果干只是在制作过程中滤去了水分而已，水果中所含的维生素等有益元素都被很多地保存了下来。除了丰富的维生素之外，水果干里还含有很多的铁、钾等矿物质，而水果干中含有的糖分也比普通水果中的糖分低，不易发胖，是一种非常好的零食。

6.西兰花 这种蔬菜既好吃又常见，含有维生素A、C以及有益于骨骼生长的维生素K。就连一般情况下只存在于胡萝卜、橙子等黄色植物中的胡萝卜素，在西兰花中也存在。

7.豆类 多吃豆类对心脏有好处，它所含有的不可溶性纤维能够有效降低胆固醇，另一些可溶解性纤维则可以帮助排除体内垃圾。此外，豆类食品还含有蛋白质、碳水化合物、镁和钾。专家建议，每周食用豆类食品最少要在3次以上。

五种强抗氧化食物防衰老

1.煮熟的西红柿 西红柿表皮上的红颜色是由名为番茄红素的物质形成的，番茄红素属于导致胡萝卜呈现出黄色的类胡萝卜素中的一种。番茄红素与其他类胡萝卜素不同的一点是，其在人体组织中的密度更高，主要集中在肝、肺、前列腺、皮肤等部位。研究显示，经常吃西红柿或摄入番茄红素可以降低患前列腺癌的几率。

2.洋葱 洋葱、苹果以及红酒中富含黄酮醇，其有助于降低患心脏病的几率，还有助于预防白内障，另外，这种抗氧化成分还有助于减轻过敏和哮喘的症状。

3.海藻 海藻和绿色的蔬菜富含叶绿素，叶绿素可以起到增强血液中血红细胞生成的作用。海藻中还富含各种酶、矿物质、维生素，不仅极具抗氧化性，而且还具有清除男性身体垃圾的功能。

4.蓝莓 新的研究已经表明，红色、紫色以及蓝色的水果，包括蓝莓、黑莓以及黑色的葡萄将是21世纪的抗衰老食物。这些食物当中富含花青素，其抗氧化能力非常强。

5.柚子　柚子中富含的生物类黄酮是一种强大的抗氧化成分，其可以与有毒的金属物质捆绑在一起并将这些毒物赶出体外。

爱夫之语

能让丈夫年轻的妻子，相信她也是年轻的，只要妻子平时多留意这些食物，多用心，相信不靠药物也能延缓衰老了。

强健丈夫所不可缺的九大营养素

男性是营养失调的“重灾区”，据调查，30～45岁的男性中65%的人营养失衡。除了不重视健康的饮食习惯之外，更重要的是因为男性的身体对营养素有着更独特的需求。

维生素E：肺的清道夫

维生素E能帮助身体供应氧气，让肺更有耐久力，经常服用维生素E，即便是吸烟的男性，亦可降低肺癌19%～23%的发病率。维生素E还可以降低胆固醇，防止血小板在动脉内集结，预防心血管病和健忘症，保持大脑良好功能。

进补佳径：麦胚油、葵花油、花生油和玉米油中含有丰富维生素E。

维生素C：肝的护身符

维生素C能很好地保护细胞和肝脏。如果不爱吃蔬菜，维生素C摄入量就会低。如果你发现他经常牙龈出血，那么，十有八九是缺乏维生素C了。

进补佳径：猕猴桃、橙子中含有丰富维生素C，也可以选择专门的维生素C补充剂，饭后服用，效果比较好。

纤维素：肠道清洁工

纤维素虽然不能被吸收，不是真正意义上的营养素，但现在却被称为“第七营养素”。纤维素能促进肠道蠕动，减少食物残渣在肠道中的停留，从而降低结肠癌的发病率。

进补佳径：天然食物中，魔芋以高达70%膳食纤维含量排名第一，也可以通过多吃五谷杂粮来补充纤维素。

维生素B_6：阻挡结石

男性尿道细长，肾结石发病率是女性的两倍。维生素B_6能保护肾脏、预防结石症。

进补佳径：男性每天只需要2毫克维生素B_6，2根大香蕉就可以满足了。如果热爱运动，平时可以多吃一些鸡肉或土豆，它们也是摄取维生素B_6的优良渠道。

锌：性福加油站

锌是雄性激素合成的必需品，每天摄取量应在18.7毫克，能提高男性体力。如果味觉能力下降，鼻子周围变得油腻、发红、爱脱皮，很可能在提示缺锌了。

进补佳径：贝壳类食物含锌较丰富，如牡蛎、蛤、蚝、蚌等都含有较多的锌，其中100克牡蛎含锌量为100毫克。常出汗、酗酒、糖尿病的男性更应注意补锌。

番茄红素：前列腺的仙丹

自然界已知营养素中，番茄红素是抗氧化活性最强的。它的能力是维生素C的1000倍、维生素E的102倍，可以说是细胞的回春仙丹。番茄红素尤其对男性有利，它会积聚在前列腺中抵抗前列腺疾病和癌变，还能提高男性精子的质量。

进补佳径：番茄红素自然在番茄中含量最高，而且番茄颜色越红，番茄红素含量越高。不过，番茄红素必须用油炒过或吃西红柿酱（含油脂），才能让身体吸收。还可以选择服用天然保健品中的番茄红素胶囊，也是补充的最佳途径。

铬：力量的源泉

男性缺乏铬，肌肉会变得无力，它是体内胰岛素受体间的“桥梁”，能维持体内正常葡萄糖含量，减少多余的脂肪，同时促进生成肌肉，帮助男性拥有个好身材。缺乏铬的身体不但力量不足，还是患冠心病的高风险因素。

进补佳径：男性对铬的常规需求是50微克，好动的男性则需要100~200微克。啤酒中的铬含量很高，如果担心他出现啤酒肚，葡萄干号称“铬库”，每天一把葡萄干就能满足他的身体需求。

镁：身体减压剂

男性比女性更容易积聚压力，镁可以帮助男性减压。它能让肌肉放松，帮助神经传递消息，把压力释放出去。这意味着在镁的帮助下，血压也会下降，镁摄入正常的人可以减少心脏病、高血压的患病率。

进补佳径：中国营养学会对男性的建议是每天350毫克镁，早餐一碗麦片和一个鸡蛋，可供给每日镁需要量的70%。另外，多加紫菜的馄饨汤或是面条汤也是不错的选择。因为，紫菜是镁的良好来源，每100克紫菜中含镁460毫克，居各种食物之冠。

硒：抗癌之王

硒可以在总体上降低40%的癌症风险，尤其对男性的前列腺癌、结直肠癌和肺癌有明显的预防效果。还有一个理由说明男性比女性更需要补硒，因为，精液是硒最大的排出渠道。

进补佳径：巴西坚果、全麦面包、燕麦粥、大麦和豆类中硒含量特别多。每天补充200微克硒，就能提高身体的抗癌能力。

爱夫之语

妻子如果留意这些营养元素的进补，平时对丈夫的饮食多加注意，相信丈夫相应疾病的发病率就会减少了。

不“乱”吃，“性”福在身边

提起“病从口入”，总让人想到肠胃疾病，其实，男性不育亦可能“病从口入”。妻子可以从现在起讲究丈夫的膳食平衡，保证维生素、矿物质和微量元素的正常摄取，纠正营养不足或过剩，使丈夫在充分享受“性”福的同时，具有良好的生育能力。

导致男性生育能力低下的食物

首先，生育力与营养因素密切相关，营养不足或过剩都可能导致男性不育。营养不良时，维生素A、B、C、D、E和矿物质钙、磷、铁及微量元素锌、硒等缺乏，精子生成减少、活力下降。此外，少年期营养过剩会导致肥胖，脂肪沉着使脑垂体功能丧失或减退，男性激素不能释放或减少，易出现小睾丸、小阴茎及第二性征缺乏、女性化等征态，成年后极可能导致不育症。

其次，长期食用某些加有亚硝酸盐类食物防腐剂或间磺胺类食物有色剂的食品、生棉籽油、芹菜等，亦可导致精子数量和质量下降。

吃香的喝辣的，当心前列腺炎

前列腺炎是成年男性的常见病、多发病。前列腺炎常见症状为尿急、尿频、尿痛，甚至引起性功能障碍等。治疗周期长而且疗效不尽如人意。30～50岁的男性如果性行为清洁措施没做好、经常憋尿、紧张郁闷、爱喝酒、贪吃辛辣食物，都会导致前列腺发炎。青年男性要避免患上前列腺炎，应在生活饮食方面有所节制。

酒：酒是一种有扩张血管作用的饮品，酒精扩张血管引起脏器充血也是明显的，也包括前列腺在内。一些青壮年男性长期饮酒，甚至酗酒，容易患上前列腺炎。

辛辣食品：刺激性食物如大葱、生蒜、辣椒、胡椒等会引起血管扩张和器官充血，某些患前列腺炎的病人有吃辛辣饮食的习惯，常常在疾病症状较重时能够节制，但症状缓解时又故态复萌，这也是引起前列腺炎不愈的重要原因。

为了避免前列腺组织长期、反复地慢性充血，必须忌烟酒、戒辛辣。前列腺炎患者一定要克服这些不良的生活习惯，尤其在疾病的缓解期，更应注意持之以恒，以免导致更长时期的痛苦。

男性切记不可常吃海鲜

测试发现，一周吃4次或以上海鲜餐的不育男士，头发的汞含量较生育功能正常的男士高近四成。有生殖医学专家提醒男士，吃海鲜要适可而止，虽然暂未能肯定汞如何引致不育，但相信两者有关联，估计汞可影响精子的活动能力及令精子数量降低，故建议有不育问题的男性少吃鱼及汞含量高的海鲜。海产品的重金属不但影响精子，长期积聚体内更会损害健康。

爱夫之语

有些男性不拘小节，碰见自己爱吃的就会吃个够，并且养成习惯，不能节制，这时妻子可以进行善意的提醒和说明，把这样吃的坏处告诉他，相信他就不会乱“吃”了。

补锌的丈夫更健康

锌，是维系人体健康，促进生长发育、新陈代谢、免疫系统和调节脑细胞功能的重要微量元素之一，素有“生命之花”的美誉。经常听说孩子要补锌，妻子可能不知道为什么丈夫也要补锌呢？

男性补锌的重要性

正常男性精液中的锌含量必须保持15～30毫克/100毫升的健康标准。也就是说，如果低于这个标准极限，就意味着缺锌或失锌，专家称之为“锌缺乏症”。缺锌会导致男性后天肾精、阳气、元神受到不同程度的抑制，甚至失去充盈给养源。据研究分析，成年男子过一次正常性生活，耗损精液锌可达1.8毫克，相当于300多克猪瘦肉的锌储量，不难看出，中年男子一旦罹患锌缺乏症，将会降低男子汉大丈夫的阳刚气概，造成一连串难言的尴尬。

男性缺锌易致不育

男性要想提高自己的生育能力，不能少了锌。研究显示，锌不仅参与精子的构成，还和精子的出生、发育、成熟有密切的关系。锌与精液的质量及密度呈正比关系，缺锌会影响精子的代谢与活力，造成睾丸发育不足。当锌不足时，会直接伤害到前列腺组织，而精液中包含1/3的前列腺液，从而导致了精液液化不良，降低精子的活力，影响受精的过程。同样的道理，缺锌还能导致性功能下降和前列腺疾病。

男性补充锌的方法

成年男人每天所需锌为15毫克，但由于不能全部吸收，因此，补充量要更大。瘦肉、猪肝、鱼类、蛋黄等含锌较高，其中以牡蛎含锌最高。据化验，动物性食品含锌量普遍较多，每100克动物性食品中含锌3～5毫克，并且动物性蛋白质分解后所产生的氨基酸还能促进锌的吸收。植物性食品中锌较少，每100克植物性食品中大约含锌1毫克。各种植物性食物中含锌量比较高的有豆类、花生、小米、萝卜、大白菜等。

动物性食物源有“派生肥胖症和增加胆固醇，罹患动脉硬化、冠心病的危险”因素，不可长久多吃。植物性食物源膳食，在现代加工烹调和餐饮过程中，还会出现化学中和、高温挥发的耗损，实际最终摄入人体的锌量，大多不能维持或满足成年男性生理需要。从保健养生方面来讲，可以通过进食一些食物来补锌；如果是有不育症，或者性功能低下，不是靠吃一些食物能治愈的，因为，量太小了，而且不容易坚持，所以，要通过专门的营养强化补充和生活方式的调整来维持体内锌的含量。

爱夫之语

喝酒、熬夜、压力大、食物过于精细和高脂肪等因素都会导致锌的吸收下降，流失过多，妻子应根据丈夫的情况选择合适的补锌方式。

男性最宜饮用蜂蜜

蜂蜜对女性有诸多好处，名医李时珍说过：“原蜜造血功能好，常吃面如桃花”，蜂蜜不仅对排经失血的女性是一大补益，又是女性很好的美容食品。那么妻子可否知道，蜂蜜对男性也有很多功用？

蜂蜜所含营养元素

蜂蜜约含有15种矿物质、20种氨基酸、葡萄糖、果糖、维生素B群、丰富的维生素C、13种有机酸、3种无机酸、多种活性酶、乙酰胆碱等。

蜂蜜对各种疾病的功用

1.蜂蜜与呼吸系统疾病 蜂蜜能清肺化痰、润咽止咳。对呼吸系统疾病有较好的功效。蜂蜜与牛奶调和饮用，还能预防和减轻感冒症状。

2.蜂蜜与肠胃病 蜂蜜是传统的肠胃病医疗保健食品，它能润滑胃肠、调节胃肠功能，对胃及十二指肠溃疡、习惯性便秘有较好的疗效。

3.蜂蜜与心脏病 蜂蜜能营养心肌、扩张动脉血管。对心脏病有一定的疗效。

4.蜂蜜与肝脏病 蜂蜜对肝脏病有较好的功效，因为蜂蜜能促进肝糖原的贮藏，而肝糖原又能促进肝脏对毒素的分解。

5.蜂蜜与神经系统的病症 蜂蜜有很好的镇静和安神作用，对失眠、神经衰弱有很好的辅助功效。

6.蜂蜜与烧烫伤 蜂蜜对轻度烧烫伤有较好促愈合作用，能减轻创面干结，消炎抑菌。

蜂蜜对男性的好处

蜂蜜对于男性来说是一种难得的上好食品。蜂蜜中含有大约35%葡萄糖，40%果糖，这两种糖都可以不经过消化作用而直接被人体所吸收利用。蜂蜜中含有淀粉酶、脂肪酶、转化酶等，是食物中含酶最多的一种。酶是帮助人体消化、吸收和一系列物质代谢及化学变化的促进物。蜂蜜还含有与人体血清浓度相近的多种无机盐，还含有一定数量的维生素B_1、B_2、B_6及铁、钙、铜、锰、磷、钾等。

蜂蜜的气味芳香可口，从营养和保健价值来看，不仅是滋补、益寿延年之品，又是治病之良药。蜂蜜作为药用，在中国已有数千年的历史，功效良好。明代医学家李时珍指出："蜂蜜入药之功有五：清热也；补中也；润燥也；解毒也；止痛也。"在临床上，蜂蜜不仅可以治疗胃炎，还可以在蜂蜜中加上某些药物治疗溃疡病。可治疗胃、十二指肠溃疡以及各种胃痛症。蜂蜜是一种潜在的碱性食物，它所含的锰等无机盐，有促进食物的消化和同化作用，从而减轻胃肠负担而缓解症状。

蜂蜜也是增强男性性能力的一种上好天然食品，并且可以增强记忆力，改善智能。如果高血压、肝脏病、心脏病患者，早晚空腹饮1杯蜂蜜水，对上述疾病均有一定的疗效，如能经常饮服蜂蜜，不但可防止旧病复发，还有强壮之功。服用方法：早上起来一杯水，2～3勺（家里的汤匙就行）蜂蜜，水的温度以50摄氏度为好。

爱夫之语

妻子要注意，丈夫饮用蜂蜜时，不宜用温度过高的水冲调。因为蜂蜜除含65%～80%的葡萄糖及果糖外，还含有丰富的酶、维生素和矿物质，这些营养物质在高温下会被破坏。夏天也可用冷开水冲调，丈夫是虚寒体质可用热水冲服，火旺的则应用冷开水冲兑。

大豆对丈夫的好处

大豆食品素有"植物肉"、"绿色牛乳"之称，营养价值可与肉、鱼、蛋等动物性食品相媲美，大部分妻子都知道，女性多吃豆制品对身体特别有好处，那么，是否大豆对丈夫也有好处呢？

豆制品所含营养与肉类的比较

1.蛋白质的比较 豆制品的蛋白质含量较高，一般为19%～24%，与肉类相比，其蛋白质含量比猪肉高1～2倍，比羊肉高1倍，比牛肉高

0.5倍。大豆蛋白含有8种人体必需氨基酸，还含有较多的健脑物质，如卵磷脂及胆碱等，这对男性保持神经健康，增强记忆力十分有益。

2.维生素与矿物质的比较 豆制品中含有十多种维生素、矿物质，每100克含钙220毫克，含铁11毫克，还含有肉类所缺乏的钾、铬、锰等，对维持男性的神经、脏腑、骨骼和皮肤健康有着重要作用。

3.脂肪的比较 与肉类食品相比，大豆不含胆固醇，而且其中的油脂为不饱和脂肪酸，可以减少胆固醇在动脉壁上的沉积，起到防止动脉硬化、脑溢血及血栓形成的作用。

男人每天多吃大豆好处多

大豆对男性的好处主要体现在保护前列腺上。研究显示，每天喝一杯豆奶，男性得前列腺癌的风险能降低30%；喝两杯，则能把风险降低70%。睾丸素很有可能会导致前列腺癌，男性在食用大豆及其制品之后，肠中会分解一种物质，这种物质能够抑制乙羟基睾丸素的形成，这种物质还可以防止脱发，对于那些有脱发趋向的男性来说，这无疑是个福音。

大豆对男性还有另外一些好处，首先，大豆富含的碳水化合物不会提高人的血糖水平。其次，实验证明，如果每天食用1/3杯（每杯约为240毫升）的大豆或豆制品，就能预防心血管疾病。第三，大豆能促进胃肠道中有益细菌的生长，对促进消化很有好处，可以预防直肠癌。第四，多吃大豆还能防止骨质疏松。

有些男性对豆制品心存疑窦，主要是因为大豆含有丰富的异黄酮，这是一种雌激素的类似物。但美国最近一项实验表明，日常生活中的大豆食用量根本不会让男性出现睾丸萎缩和乳房增长等现象，因此，完全不必担心。另外，很多男性非常爱惜自己的身材，豆类中丰富的蛋白质能够对肌肉起到营养补充的作用，加强男性健身的效果。

爱夫之语

丈夫食用豆制品时应考虑他的消化吸收能力，合理安排好三餐的饮食。以早晨为例，起床不久后食欲还不够旺盛，最好选择豆浆、豆腐脑，这样不会给身体增加多余的负担。食用时，应注意其新鲜、天然的程度、卫生状况，最好能够在家自己制作，可以用家用豆浆机，十几分钟就能自动做熟，既方便又卫生。

熬夜看球饮食巧安排

不少男性爱看球赛，妻子对之又喜又无奈，喜的是丈夫爱看球赛是他的兴趣所在，并且球赛能催人奋进。无奈的是半夜看球赛会打乱丈夫的生物钟，如果不对作息和餐饮适时调整，丈夫有可能会出现健康问题，那么，熬夜看球妻子给丈夫吃些什么好呢？

早餐

长期熬夜除了可能出现头疼、睡眠不足等不适症状外，最直接的反应就是眼睛，长时间盯着电视会使视力受损。动物肝脏、深绿色食品、黄绿色食品和黄色水果都富含维生素A和胡萝卜素，这些食品对于熬夜者来说都有养眼的作用。如胡萝卜、柿子椒、杏子、芒果等，但后两种水果易上火，每次不可吃太多。早餐除了重点吃养眼食品外，还应当多吃些芹菜等粗纤维食物。同时，早餐还应多吃易消化的食物，如西红柿、黄瓜、生菜等，切勿吃油条、油饼等油炸食品。吃油炸食品可造成酸性体质，酸性体质的人免疫力会下降，上班也会没精打采。而多吃碱性食品，可使人精神焕发。

推荐早餐：炒肝儿、燕麦粥、牛奶、全麦面包、豆浆、芹菜、海带、鸡蛋、桃子、李子。

午餐

午餐是球迷补充热能和营养的好时机，要多吃一些高蛋白食品，以保持下午有充沛的精力轻松应对工作，还应多吃鱼肉补充营养。合理的膳食搭配离不开新鲜蔬菜的调配，所以，午餐蔬菜的品种也不应该少于三种。尽量少吃精米、精面等精细食品。

推荐午餐：米饭、玉米面发糕、面条、鱼类、豆腐、豆制品、禽蛋类、蔬菜。

晚餐

晚上不要吃太甜的、含油高的食品，晚餐一定要特别清淡才行。

球迷的晚餐时间要根据看球的场次而定。如果看21点和零点的比赛，晚饭可比平时稍微推后一些，如平时19点吃晚饭，此时可在20～21点再吃；如果要先睡觉再起来看3点时的比赛，可以18点吃饭。

推荐晚餐：菜粥、面条、馄饨、饺子。

夜宵

很多男性朋友喜欢一边看球一边吃东西，再喝点啤酒，加之吃得太快，这样很容易导致急性肠胃病。所以，最好预备点清淡、好消化的汤类当夜宵。另外，夜里看球容易导致阴气不足，所以，看球时可适当吃些滋阴补肾的保健品。

一边看球，一边喝点绿茶泡麦冬、绿茶泡枸杞或黄芪泡水，都可补气。但不要喝浓茶、浓咖啡。夜里最好不要立刻喝从冰箱里拿出的饮品，应恢复一下温度再饮用，可以饮用纯净水、淡茶水，尽量少喝啤酒，少吃油炸食品，腌制食品、香肠和其他多盐多糖食品，尤其是腰果、油炸大豆等高盐食品要少吃。看球时若吃果仁应以杏仁、核桃为宜，一次50克即可。瓜子、薯片要少吃，爆米花要吃无铅的。

推荐夜宵：冰糖银耳莲子羹、桂圆汤、莲子汤、绿豆汤、牛奶。

爱夫之语

对丈夫熬夜看球进行合理的饮食安排，也是对丈夫一种关爱，在丈夫吃着你准备的食物时，相信他一定能体会到你浓浓的爱意。

丈夫吃得好就睡得香

睡，动力之源。睡眠对每个人来说都很重要，当丈夫失眠时，妻子是否也有过焦虑呢？甚至想给丈夫有助睡眠的药，但药疗不如食补，下面就介绍几种有助于丈夫睡眠的食物。

改善睡眠的几种食物

1.富含松果体素的食物 富含松果体素的食物包括燕麦、甜玉米、番茄、香蕉。它之所以能改善睡眠，是由于男性的睡眠质量与大脑中一种叫松果体素的物质密切相关。夜晚，黑暗会刺激人体合成和分泌松果体素，它会经血液循环而作用于睡眠中枢使人产生浓浓睡意。天亮时，松果体受光线刺激就会减少，使人从睡眠状态中醒来。

2.调节神经的食物 男性长期缺乏锌、铜这两种微量元素会影响脑细胞的能量代谢及神经系统的调节，内分泌常处于兴奋状态，从而导致辗转难眠。在这种情况下，晚餐时可多吃一些牡蛎、鱼、瘦肉、虾、鳝鱼等食物，有效改善神经衰弱症状，保证良好睡眠。

3.对抗咖啡因的食物 男性如果白天饮茶较多会影响睡眠，可在睡前用几克酸枣仁泡水喝，或用酸枣仁与大米煮粥，睡前喝一小碗。酸枣仁中含有特有物质，可降低血液中去甲肾上腺素的含量，从而对抗由咖啡因引起的睡眠不佳。

8种食物晚上吃有利于睡眠

1.牛奶 对于由体虚而导致神经衰弱的男性，牛奶的安眠作用很明显。牛奶中含有两种催眠物质：一种是色氨酸，能促进大脑神经细胞分泌出使人昏昏欲睡的神经递质——五羟色胺；另一种是对生理功能具有调节作用的肽类，其中的“类鸦片肽”可以和中枢神经结合，发挥类似鸦片的麻醉、镇痛作用，让人感到全身舒适，有利于解除疲劳并入睡。

2.全麦面包 全麦面包也是有助于睡眠的食物，而全麦面包中含有丰富的维生素B，它具有维持神经系统健康、消除烦躁不安、促进睡眠的作用。

3.小米 在所有谷物中，小米含色氨酸最为丰富。此外，小米含有大量淀粉，吃后容易让人产生温饱感，可以促进胰岛素的分泌，提高进入脑内的色氨酸数量。

4.大枣 大枣中含有丰富的蛋白质、维生素C、钙、磷、铁等营养成分，有补脾安神的作用。晚饭后用大枣煮汤喝，能加快入睡时间。

5.蜂蜜 蜂蜜有补中益气、安五脏、合百药的功效，要想睡得好，临睡前喝一杯蜂蜜水可以起到一定的作用。

6.核桃 研究发现，核桃可以改善睡眠质量，因此，常用来治疗神经衰弱、失眠、健忘、多梦等症状。具体吃法是配以黑芝麻，捣成糊状，睡前服用15克，效果非常明显。

7.葵花子 葵花子含多种氨基酸和维生素，可调节新陈代谢，改善脑细胞抑制功能，起到镇静安神的作用。晚餐后嗑一些葵花子，还可以促进消化液分泌，有利于消食化滞，帮助睡眠。

8.醋 醋中含有多种氨基酸和有机酸，消除疲劳的作用非常明显，也可以帮助睡眠。

爱夫之语

丈夫有可能是因为近期饮食不规律而导致睡眠不佳，也有可能是精神上的压力、焦虑所致，妻子要对此有所区分，如果是精神上的原因，妻子可以对丈夫进行精神上的抚慰加之饮食进行调节。

丈夫肠胃不好少嚼口香糖

妻子是否发现丈夫在开车时，在家闲着无聊时，在办公室工作时，常常会随身携带一盒口香糖，并且嘴里不断咀嚼呢？当你说他时，他有可能反驳说：吃口香糖能洁白牙齿，锻炼脸部肌肉，消除口臭。如果丈夫有肠胃疾病，妻子就要建议丈夫不要长时间嚼口香糖了。

常吃口香糖的利弊分析

经常嚼口香糖好处是可以增加唾液分泌，从而更好地清洁口腔与牙齿，减少牙菌斑点的形成。并且在反复进行咬合动作时，颌骨、咬肌和牙齿都可以得到充分锻炼，对于牙周健康十分有益。另一方面，男性如果每天咀嚼口香糖一刻钟左右，将会产生美容的功效。

但是常吃口香糖也有很多弊端，首先，大部分口香糖都是以蔗糖为甜味剂，咀嚼口香糖时，糖分会长时间在口腔内停留，口腔中的致龋菌就会利用蔗糖产生酸性物质，对牙齿产生腐蚀，致使牙齿脱钙，从而诱发龋齿。其次，使用含汞材料补过牙的男性最好不要嚼口香糖，研究发现，经常嚼口香糖会损坏口腔中用于补牙的物质，使其中的汞合金释放出来，造成血液、尿液中的水银含量超标，从而对大脑、中枢神经和肾脏造成危害。

为什么有胃病的人不宜过多嚼口香糖

有胃肠道疾病的男性不宜过多地嚼口香糖，因为长时间咀嚼口香糖，会反射性地分泌大量胃酸。特别是在空腹状态下，不仅会出现恶心、食欲不振、反酸水等症状，长期下去还有可能导致胃溃疡和胃炎等疾病。

另外，过长时间嚼口香糖，咀嚼肌始终处于紧张状态，有可能养成夜间磨牙的习惯。

怎样吃口香糖才健康

口香糖对男性虽有一定坏处，但口香糖的有利方面也是不能全部抹煞的，这就需要男性有所选择。口腔中的致龋菌能利用蔗糖产生酸性物质，进而腐蚀牙齿。木糖醇不能被致龋菌利用，不能提供细菌赖以生存的营养，同时木糖醇对早期龋齿还有帮助，能够起到自然修复的作用，防止龋齿发生。口香糖中木糖醇的含量越高，防龋效果越好。坚持咀嚼木糖醇含量占糖分50%以上的口香糖，能使龋齿的发病率减少85%。

选择饭后和零食后嚼口香糖。进食含糖食物和饮料后，口内牙菌斑酸度增加，此时咀嚼无糖或木糖醇口香糖，可刺激唾液分泌，中和酸性物质，有助于牙齿再矿化。

大多数男性相信，不小心咽下的口香糖会黏在肚子里。事实上不用担心，口香糖的胶质成分虽然难以消化，但它最终会通过身体排泄出去，不会黏在体内的某个部位。另外每次咀嚼口香糖最好控制在15分钟以内。

爱夫之语

当丈夫已把吃口香糖当成一种生活习惯时，妻子不必刻意指责，可以告诉他吃口香糖不好的方面，并把他随身带的口香糖换成无糖或木糖醇口香糖就可以了。

巧吃食物应对电脑伤害

据调查，常用电脑的人群中感到眼睛疲惫的占83%，肩酸腰痛的占63.9%，头痛和食欲不振的占56.1%和54.4%，其他不良反应还包括自律神经失调、忧郁症等。您的丈夫是不是也出现了这种情况呢？

为了减轻长期使用电脑对男性健康造成的种种损害，健康膳食，已经成为电脑族不得不抓牢的“救生圈”。

胡萝卜菠菜是电脑族眼睛的卫士

男性长时间凝视电脑荧光屏，视网膜上的感光物质视紫红质消耗加快，若未能及时增补其合成物质维生素A和相关营养素，会导致视力下降、眼痛、怕光、暗适应能力降低等等。

维生素A和β-胡萝卜素有助于补肝明目，缓解眼睛疲劳。各种动物的肝脏、鱼肝油、蛋黄含有丰富的维生素A，植物性食品只能提供维生素A原。β-胡萝卜素主要存在于胡萝卜、西红柿、菠菜等蔬果中。胡萝卜富含蔗糖、葡萄糖、淀粉等，其中，以维生素A原的含量最多，其作用和鱼肝油相似。此外，胡萝卜还含有丰富的胡萝卜素，可维护眼睛和皮肤的健康。

菠菜含有蛋白质、脂肪、碳水化合物、粗纤维、钙、磷、铁、胡萝卜素、核黄素等，它不仅是营养价值极高的蔬菜，也是护眼佳品。

人眼中维生素C的含量比血液中高出数倍，所以维生素C对眼睛也十分有益。随着年龄增长，眼中维生素C含量显著下降，晶状体营养不良，久而久之会引起晶状体变性。所以，要多吃维生素C含量丰富的蔬菜、水果。

电脑族也需补钙

电脑在操作中有高速、单一、重复的特点，男性身体长期处于强迫体位（指身体的某个部位处于非天然状态时的体位），易导致腰、颈、肩、肘、腕等肌肉骨骼系统的疾患。

减轻电脑操作对男性肌肤骨骼的伤害，在饮食方面，要多吃含钙量高、有益骨骼的食品。最好在使用电脑一段时间后起身运动几分钟。

牛奶不仅含钙量高，而且其中的乳酸能促进钙的吸收，是最好的自然钙源。另外，奶酪、酸奶等奶制品中钙的含量也很高，应常常食用。

黑芝麻也是很好的补钙来源，其补钙效果优于白芝麻数倍。不爱喝牛奶的男性，可以一天吃三匙黑芝麻替换。此外，芝麻酱含钙量也很高。

海米和其他海产品都是钙的较好来源。其中海米营养丰富，富含钙、磷等微量元素，蛋白质含量也很高。

油菜的营养成分含量及其食疗价值可称得上蔬菜中的佼佼者。其钙、铁含量十分丰富，男性常吃油菜有清血降压、强健骨骼、清热解毒的作用。

黄豆是高蛋白食品，含钙量很高，且富含赖氨酸和易被人体吸收利用的铁。其他豆制品也是补钙良品，150克豆腐含钙高达500毫克。

爱夫之语

除了上面介绍的几种食物，多吃西红柿、韭菜、枸杞子、青椒、杏、枣、红薯等也可以对眼睛起到保护作用。西兰花、芹菜、紫菜也是很好的健骨食物。知道了这些，妻子就可以给丈夫的身体健康再加上一道保险了。

丈夫怎样排毒更健康

如果丈夫每天工作很忙，应酬很多，身心俱疲，不能够从日常生活中得到很好的排毒效果，那么妻子可以让丈夫挤出三天时间，试试集中排毒的功效。并让丈夫在日常生活中养成良好生活、作息习惯，相信丈夫轻松排毒不是梦。

三天排除毒素，一身轻松

1.第一天

早餐：鲜奶麦片，或低脂鲜奶一杯，加两片苏打饼干。

午餐：白饭半碗，火龙银耳雪梨（主料：火龙果、银耳、木耳、雪梨。辅料：冰糖、煮熟的青豆、枸杞。做法：①银耳、木耳用开水泡开，洗干净，火龙果取果肉，果壳待用，火龙果肉和雪梨切成均匀的块。②将切好的火龙果肉、雪梨块同银耳、木耳、冰糖一起加满水用文火熬制一小时。③将炖好的汤盛入火龙果壳中，撒上青豆、枸杞即可。排毒功效：清热、化痰、润肺，可助吸烟、饮酒者排出毒素），柳橙一个。

晚餐：白饭半碗，闷烧青菜（盖上锅盖，以小火将菜闷至熟）半碟，鸡肉少许，水果适量。

2.第二天

早餐：蔬果汁一杯，加一份水果。

午餐：加柠檬汁的生菜沙拉一碗，猪手煲黄豆（主料：猪手、黄豆。辅料：玉竹、枸杞、怀山、人参、高汤。做法：①将黄豆泡软；猪手洗净去毛，改成三角块；玉竹切片。②将泡软的黄豆与改好的猪手加玉竹、枸杞、怀山、人参一起煲制。③熬至汤浓即可。排毒功效：能去除毒素及不洁体液，对肾脏排毒有相当功效）。

晚餐：闷烧青菜（盖上锅盖，以小火将菜闷至熟）半碟，香蕉一根，西红柿青菜汤一碗。

3.第三天

早餐：白粥半碗。

午餐：白粥一碗，寺院佛中宝（主料：牛肝菌、鲍鱼菇、鸡脚菌、小百菇。辅料：高汤、盐、葱花。做法：①将各种菌类摘洗干净。②用高汤加少许盐煲制，开锅三分钟即可。③在煲好的汤上撒上葱花。排毒功效：有清热润肠、助消化、保肝解毒的功效）。

晚餐：瘦肉粥一碗。

此外，男性每天应喝8～10杯水，以帮助清洁肠胃及排毒。

闷烧青菜，能帮助肝肾休息，排毒去水。水煮食材口味清爽，减少油分。男性要想使用这个三日食谱，最好利用周末或休假日，待在家里实行比较“安全”。因为，吃的少，的确会很容易饿，也比较没体力。如果赶上放假就是个不错的机会。

排毒杜绝8大不利因素

1. 晚睡晚起为最大的致命伤。

2. 早上不排便。

3. 不吃早餐。

4. 暴饮暴食。

5. 滥用药物。

6. 食用的食物中含有过量防腐剂、添加物、色素、人工甘味（如：沙茶酱）。

7. 不生食（完全熟食）亦不利肝。青菜要生吃或煮三、五分熟，炒过的青菜要当天吃，不能隔夜吃。

8. 不当的油脂（如：色拉油为不稳定油）。烹调尽量少用油，倦怠时不吃油炸物，若要吃应趁精神好时吃。

养成良好的饮食习惯

排毒的目的不只是养颜，更重要的是保证身体的健康。如今的男性有多少不抽烟、不喝酒、不应酬？男性的压力在增大，因此，更应该珍重自己，排出毒素，让自己轻装上阵，以健康的体魄、充沛的精力来迎接方方面面的挑战。

1. 多吃新鲜和有机食品，少吃加工食品、速食品和清凉饮料，因为，其中含有较多防腐剂、色素。

2. 每周吃两天素食，给肠胃休息的机会。因为，过多的油腻或刺激性食物，会在新陈代谢中产生大量毒素，增加肠胃的负担。

3. 在日常饮食中控制盐分的摄入，过多的盐会导致闭尿、闭汗，引起体内水分堆积。假如你一向口味偏重，可以试试用芹菜等含有天然咸味的蔬菜替代食盐。

4. 吃东西不要太快，多咀嚼，这样能分泌较多唾液中和各种毒性物质，引起良性连锁反应，排出更多毒素。

5. 适当补充一些维生素C、E等抗氧化剂，以帮助消除体内自由基。

爱夫之语

妻子给丈夫排毒不应依靠于保健品，而应着眼于改善生活方式，树立健康的营养观念，平日注重运动，合理饮食，多饮水，多吃水果、蔬菜和杂粮，吸收足够的纤维素，保持大便通畅，保持心情愉快以及充足的睡眠，不要滥用排毒产品。

给吸烟的丈夫肺部减压

资料显示，2008年我国吸烟的人数上升到3.5亿。每个男性都知道抽烟有害健康，可是如果妻子让自己的丈夫戒烟，比登天还难，妻子只能从食疗的方面尽量减少烟草对丈夫身体的伤害。

三款饮食保护肺部

1.杏仁雪梨山药糊 取北杏仁10克，雪梨1个，淮山米粉、白糖适量。先将杏仁用开水浸泡去皮洗净；雪梨去皮洗净，取肉切粒；然后把杏仁、雪梨粒放搅拌机内，搅拌成泥状。用净水适量，把杏梨泥、淮山米粉、白糖调成糊状，倒入沸水锅内（沸水约100毫升），不断搅拌，煮熟即可。随量食用。

2.冬菇雪耳猪胰汤 取猪胰1条，猪瘦肉60克，冬菇15克，雪耳9克。先将冬菇洗净；雪耳浸开洗净，摘小朵；猪胰、猪瘦肉洗净，切片。然后把冬菇、雪耳放入锅内，加净水适量，大火煮沸后，小火煮20分钟，放猪胰、猪瘦肉，再煮沸，调味即可。随量饮用。

3.川贝雪梨猪肺汤 取猪肺120克，洗净切片，放开水中煮5分钟，再用冷水洗净，沥干水。将川贝母9克洗净打碎；雪梨连皮洗净，去蒂和梨心，梨肉连皮切小块。各材料全部放入沸水锅内，文火煮2小时，调味后随量饮用。

多吃果蔬降低肺部压力

研究表明，多吃水果、蔬菜，多喝红茶或绿茶，有助于男性减轻吸烟给肺部带来的压力，从而降低肺癌风险。

研究发现，男性每天吃蔬菜3次，肺癌危险减小1.6倍；每天吃水果3次以上，肺癌发病率降低一半；每天喝1杯红茶或绿茶，肺癌危险减小0.8倍。研究人员建议，男性一日吃3次水果、蔬菜，至少1杯茶，以及拒绝吸烟，是预防肺癌的最有效措施。

胡萝卜素可让肺部保持“年轻”

法国科学家的一项研究显示，如果男性血液中β－胡萝卜素水平较高，其肺部功能会随着年龄增长而保持“年轻”状态。研究还发现，β－

胡萝卜素和维生素E也许可以为吸烟者的肺部提供一些保护。

胡萝卜、甘薯、甜瓜以及菠菜、甘蓝等绿色蔬菜中都含有β-胡萝卜素这种抗氧化物。专家分析，β-胡萝卜素也许能够对抗导致衰老的自由基，从而保护非吸烟者的肺功能。因此，非吸烟和吸烟的男性都应该在日常饮食中摄入足够量的水果和蔬菜。

维生素E和C有助抗肺癌

最近研究发现，蔬菜中所含的维生素C能够保证人体内维生素E的含量保持正常水平，而维生素E则是保护肺部免受香烟中有害物质侵袭的重要成分之一。在尼古丁作用下，人体中维生素E也可转化为一种毒素。而有了充足的维生素C，人体内已毒化了的维生素E便可以迅速恢复到其正常状态，但如果在维生素C缺失条件下，维生素E恢复到正常状态的现象不会发生。研究显示，维生素C和E只有共同作用才能达到保护烟民肺部免受毒物侵害的目的，而把维生素C和E隔离起来便不会产生这种防护作用。

爱夫之语

在自然情况下，丈夫的肺功能通常从接近30岁时开始衰减，但是健康的日常饮食能有助于肺部保持“年轻”。但这并不意味着吸烟的丈夫只要吃好点或补充点维生素就能避免吸烟对健康的负面影响。考虑到肺癌和心血管疾病的风险，妻子劝丈夫戒烟永远是最好的选择。

Chapter 3

健康习惯——别让坏习惯毁掉丈夫的健康

大多数男性不拘小节，如把房间弄得很乱，脏衣服乱丢等，这些生活上的坏习惯大多数不会对男性的健康造成影响，但一些男性在饮食上的坏习惯及生活上的不良嗜好等，长久以往，身体就会“抗议”了，各种疾病也会悄然来袭。如很多男性会说“饭后一根烟，赛过活神仙”，他们也这样做了，事实上男性饭后吸烟的危害比平时大10倍，这是因为进食后的消化道血液循环增多，致使烟中有害成分大量被吸收，损害肝脏、大脑及心脏血管，从而引起这些方面的疾病。又如饭后“百步走”，非但不能活“九十九”，还会因为运动量的增加，影响消化道对营养物质的吸收。有些男性喜欢长时间地坐在软绵绵的沙发上，这样很不好，会对男性阴囊带来严重伤害。所以，妻子不可小看丈夫的这些小毛病，平时应多提醒他，杜绝危害丈夫的“隐形杀手”。

丈夫都有哪些坏习惯

经常熬夜抽烟，喜欢在餐桌上狼吞虎咽，身体有了不适也不去医院等等，这些看似很小的事情却影响着丈夫的身体状况。妻子要注意，如果丈夫长此以往下去，势必会影响到他的健康，小病变成大病。

五大坏习惯悄然夺走男性健康

由于性别的原因，男性更愿意在社会和工作中崭露头角，有些男性由于健康意识淡薄，加上不良生活方式，如吸烟、酗酒、无规律的生活、经常熬夜、久坐等，当在事业取得成功的同时，自身的身体素质也开始下降了。因此，男性要留意自己是否也有以下五大坏习惯。

1.不好好吃早餐 调查发现，只有很少男性是按照营养要求，有规律吃早餐的。不吃早餐或者胡乱塞几口成为普遍现象。

2.吸烟和喝酒 男性忙于应酬，吸烟和喝酒的机会多，但为了事业，却忽视了身体。

3.有病不求医 男人一般有苦自己咽，调查发现，近一半的男性有病时自己胡乱买药解决，有1/3的男人则根本不理会这些“小毛病”。许多男性的疾病被拖延，错过了最佳的治疗时间，小病积成大病。很多单位要求员工去体检，可有些男性以时间紧而常常不去，甚至请人代替体检。

4.极度缺乏体育锻炼 不锻炼会使男性很容易感到疲劳，大脑思维反应迟钝，精神压力增加，心神不宁，容易生病。

5.与家人缺少交流 超过41%的办公室人群很少和家人交流，即使家人主动关心，32%的人也常抱以应付的态度。在缺乏交流、疏导和宣泄的情况下，办公室男性的精神压力与日俱增。

八成重病因“拖”酿成

有关统计数据表明，男性看病的频率要比女性低28%，20%的男性从来不参加任何形式的体育锻炼，80%的重病男性患者承认自己是因为长期不去医院就诊，才把小病养成大病的。而男性有病不去看，已经成了威胁他们健康的一个非常重要的因素。

不良习惯让男性“伤心”

都说女性脆弱，其实男性的心更容易“破碎”。研究发现，前往就诊心血管疾病的男性病人明显多于女性病人。世界卫生组织还做过不完全的统计，男性患心力衰竭的风险是女性的1.24倍。由于大多数男性身体每天的工作强度远高于女性，且本身的生理结构与女性不同，长年累月旺盛的新陈代谢加快了器官的老化，心血管系统便首当其冲。若男性平时吸烟、饮酒过度，体重超重，也都会增加心力衰竭的几率。而且，这些以往的老年病已经逐渐年轻化，导致这种现象的直接原因就是男性不良的生活习惯。

爱夫之语

貌似强者的男性，其实是脆弱的群体。男性在耐饥、耐寒、耐受精神压力等方面都不及女性，男子的预期寿命要比女性短6年，35岁以下的男性患高血压的风险远高于女性，每年全国约有100万名男士发生心脏病，一半以上的50岁男人会受到前列腺疾病的困扰。所以，妻子应在日常生活中让丈夫养成良好的生活习惯，如戒烟、少喝酒、减少体重。

休息，让丈夫健康的秘诀

丈夫是属于早起拼命，晚上加班应酬的男性上班族吗？为了不使自己的丈夫早衰、过劳、健康恶化，从现在起，妻子可以为丈夫制定一个健康计划。

男性，要活力就先休息

有些男性天生不服输，起早顾不得吃早餐去上班，为了公司业绩拼命加班，下班后得忙应酬，回到家里已经晚上11点了，这些忙碌的拼命三郎式的男性，对于自己体力过于自信，以为年轻就是本钱，不会那么轻易倒下，却往往在不知不觉中赔掉了自己的健康。这也导致了有些男性确实比较短命。

过快的生活节奏，过大的压力，会加速肾上腺素分泌，使心跳加快、肌肉紧绷，身体维持在紧张状态下，极容易产生疲劳。研究中也发现，高压力的人不论在居家、运动、工作及开车时，发生意外伤害的几率较一般人高。

这些男性无法放松吗？没有太多时间睡觉吗？休息的含义是什么呢？古人们在猎取了充足的肉食或采集了丰富的野果之后，便开始分食。当他们吃饱喝足之后，剩下的任务就是睡眠与玩耍，这就是原始人的休息。在现代生活中，休息不仅仅是劳作之后的睡眠和娱乐。合理安排劳作以及在劳动中做到事半功倍，这些也属于休息的范畴。可以试着让脑袋专注一件事，或是做一些你感兴趣的事，比如说你可以注视一个字、电视的一角，或在橡皮擦背后做雕刻，画图等，疲惫焦虑的感觉会有所改善。不管怎样休息，只有有了充分的休息才有相应的活力，才能减少由过少休息带来的疾病。

男性怎样正确休息

对于男性脑力劳动者来说，什么是最好的休息原则呢？惰性的休息往往容易取代积极的休息。专家们对那些只顾在下班后吸烟、喝酒，以消磨时光的男性提出了一些建议。

1.克服惰性，积极休息 休息并不意味松散地、无趣味地闲憩。休息应该是活泼的、充满情趣的。要知道，男性的休息不仅仅是单纯地休息，而应该从休息中获得体力、获得欢乐、获得生机、获得家庭与社会的和谐。那种整日与烟酒或赌博做朋友的人的休息是不可取的。

2.用积极乐观的情绪对待生活 生活在信息纷至沓来时代的男性，为了克服其经常的神经紧张情绪，积极乐观地对待生活无疑是相当有益的。从事体育活动、制订合理的作息制度、遵守个人卫生、定期到大自然的怀抱中去陶冶性情，这些活动从侧面反映了一个人对生活的乐观程度。乐观，本身就是一种很好的休息，这对保持神经系统的稳定性有很大帮助。

3.变换休息方式 男性安排一天的工作，要考虑到坐势与站势如何交替；安排一周娱乐，要想到文艺活动与体育活动的区别；安排假日活动时，要注意野外与室内的交替，如此等等。经常变换休息方式，使人觉得生活充满情趣，虽然工作的负荷比较重，但在这种微妙搭配之后，一切疲劳都将云消雾散。

4.该休息时就休息 每一个会工作的男性都是会休息的人。他们不会轻易地放弃晚间、公休日或假期，因为他们深知这些休息日对他们今后的工作是多么重要。

爱夫之语

有时为了显示自身能力或出于对工作认真负责，丈夫往往一味蛮干，而不顾惜身体。其实，人体有各自的生物节律，只有按照自身的节奏工作、生活，才能合拍于生物钟，也才能更好地工作，妻子要适时提醒。

和香烟说再见的丈夫更健康

虽然在香烟盒上印着“吸烟有害健康”，但香烟好像对男性有一种莫大的诱惑，在家里、在办公室、在公共场所，总能看到吞云吐雾的男性。妻子要如何帮助丈夫戒烟？这首先要从香烟的危害说起。

一根香烟折寿11分钟

一项新的研究发现，抽一根香烟会使男性折寿11分钟，如果一天抽上20根的香烟，则可能使人减少约3小时40分钟的生命。

在几十年前作的一次类似研究所得的结论是，每抽一根香烟会使人减寿5分钟。英国目前约有1/3的人抽烟，一年约有12万人死于和抽烟有关的疾病，其中2/3是癌症和心脏病。研究人员希望这个新的研究可以促使更多人在新世纪来临之时下定决心戒烟。

吸烟男性不育机会高六倍

新加坡一个医疗研究小组将生育能力正常与不育男士的精液样本作出分析后，得出一个结论——吸烟降低精子数量，令个别精子变弱。以往，该小组研究男士不育症时，只是分析不育男子的精子样本，没有同时与正常男士的精子一起分析。研究人员将240名有正常生殖能力的男子及218名不育男士的精子样本比较后，发觉精子数量低于平均水平的吸烟男子，较非吸烟男子的不育机会高出六倍。同时，即使精子数量正常的吸烟男性，比精子数量较弱的非吸烟男性不育的机会高16%。长期吸烟且每天吸烟达20支以上的男性，会导致精子活动率低于50%，活动力也明显下降。而烟酒俱全者，精子质量的下降更为明显。

男性吸烟有损性生活质量

据加拿大的研究人员发现，吸烟的男性不仅精子质量低于不吸烟的男性，而且性欲明显降低。他们在一项涉及290对夫妇的问卷调查研究中，要求被调查的夫妇回答吸烟习惯、婚姻史和性生活情况，包括性生活的次数和满意程度。该项调查中所有的女性都不吸烟，然而，其中158对夫妇中，男人每天吸烟至少30支，时间长达7年以上。结果显示：吸烟者的性生活次数平均每月为7次，而非吸烟者平均每月为11.6次。而且不吸烟夫妇的性生活满意程度显著高于吸烟夫妇。如果把完全满意的性生活的最高分定为10分，那么不吸烟者得分为8.7分，吸烟者得分为5.2分。

和香烟说分手并不难

1. 选择一个适当的时机开始戒烟。可以选择一个你感到毫无压力的日子。

2. 每天睡够8个小时，可帮助你成功戒烟。

3. 开始戒烟的时候，试着每天都比前一天晚1个小时抽第一根烟。

4. 在家中设立无烟区，在这些地方不要吸烟。

5. 避开那些让你想抽烟的环境。

6. 彻底清除床单、窗帘、沙发座套和车座套上的烟味。

7. 每天坚持体育锻炼，例如每天步行10分钟。

8. 在办公室和家中贴上“不要抽烟”的纸条，最好连床边都贴上。

9. 把所有的烟都扔掉，同时扔掉所有的烟灰缸和打火机。

10. 在想抽烟的时候，让自己忙起来，忘掉香烟。

11. 当你想抽烟的时候，试着做深呼吸，放松，然后喝点水或是嚼一块口香糖。

12. 告诉所有你认识的人你要戒烟了。让你的家人和朋友帮助你。

13. 要记住，刚戒烟时的所有不适都是暂时的。

14. 列一张单子，写下你认为最重要的戒烟理由，随身携带，经常看看。

15. 如果完成了当天的戒烟计划，就给自己一个小小的奖励。

爱夫之语

如果丈夫真的无法戒烟，那么可给他选用低焦油牌子的香烟。每支烟少抽几口，只抽一半就丢掉，尽可能不要让他将烟雾吞入肺里。

酗酒危害丈夫健康

几杯酒下肚，丈夫可能有一些自信满满，飘飘欲仙的感觉。遗憾的是，这些都是丈夫的幻觉。妻子要告诉丈夫酗酒不仅对他的身体器官有损害，还会伤害到他的生殖系统。

酗酒损害男性身体九器官

1.大脑 研究发现，酒精会损伤脑细胞。德国海德堡大学医学院的科研人员证实，饮酒6分钟后，脑细胞开始受到破坏。长期酗酒者的记忆力会越来越差。酒精还会让男性丧失理解他人表情的能力，容易造成冲突和误解。

2.心脏 酒精可诱发心肌炎。在酒精的作用下，心率加快，心脏耗氧量剧增，心肌因疲劳而受损。酗酒的人，心肌细胞会发生肿胀、坏死等一系列炎症反应。长期嗜酒，酒精性心肌病就会找上门。

3.乳房 酒精刺激雌激素分泌，爱饮酒的男性乳房逐渐“增肥增大”。由于喝酒会减弱肝脏功能，而雌激素在肝脏内分解，所以酗酒的男性更易患乳腺癌。男性胸部较平坦，患乳腺癌后扩散速度较快。

4.胃 酒精能使胃黏膜分泌过量的胃酸。大量饮酒后，胃黏膜上皮细胞受损，诱发黏膜水肿、出血，甚至溃疡、糜烂。程度再严重些就会出现胃出血。

5.肾　酒精进入男性体内后，会抑制抗利尿激素的产生。身体缺乏该激素后，会抑制肾脏对水分的重新吸收，所以饮酒者会老往厕所跑，当饮酒者身体水分大量流失后，体液的电解质平衡被打破，恶心、眩晕、头痛症状就会相继出现。

6.胰腺　酒精可通过多条途径诱发急性胰腺炎。如酒精刺激胃壁细胞分泌盐酸，继而影响十二指肠内胰泌素和促胰酶素的正常分泌，最终使得胰腺分泌亢进。少量饮酒会使慢性胰腺炎恶化，表现为腹痛频率和程度加剧。

7.肝脏　酒精进入人体后主要在肝脏进行分解代谢，长期饮酒会形成酒精性脂肪肝。酒精对肝脏的危害随着量的增加和饮用时间的延长按照"酒精性脂肪肝→酒精性肝炎→酒精性肝硬化"三部曲逐渐发展。饮酒的量越多，时间越长，肝脏的脂肪性变就越严重。需要注意的是，男性服用一些药物后，如退热净和降脂的他汀类药物后绝对不能饮酒。它们会加剧肝脏损伤程度。

8.血压　酒精能使血压升高。英国科研人员发现，哪怕适度饮酒，血压也会上升。大大增加男性各种心脑血管疾病的发病几率，如心脏病、中风等。

9.骨骼　过量饮用酒精会加速体内钙质的流失，因此酗酒的男性易得骨质疏松症、易发生骨折。不过，研究报道指出，适度饮用啤酒或葡萄酒能增加骨密度，啤酒中的硅元素有益骨骼健康，但须适量饮用。

男性长期酗酒对生殖系统的损害

1. 长期酗酒会造成男性生育力低下；过度酗酒会诱发前列腺炎，甚至继发性功能障碍，并可造成不育；酗酒更损害生殖内分泌功能，加快睾酮代谢，造成雌激素相对增多，有活性的雄激素减少，睾丸萎缩，出现阳痿。

2. 长期酗酒会造成男性慢性酒精中毒，即使排除年龄差别的影响，也明显地表现出性欲比以前减退。酒精中毒的男性中大约40%有阳痿；5%～10%有射精障碍。在戒酒之后数月或数年内，性功能恢复至正常者仅占这些病例的半数。

3. 酒精能损伤精子，受到损伤的精子如果受精，则常会影响胎儿在子宫内的发育，引起流产或导致畸形、低能儿，甚至诱发白血病。

爱夫之语

妻子要注意：如果丈夫曾经患过泌尿生殖系统疾病更要禁酒，泌尿生殖系统疾病的复发率非常高，其中饮酒是引起复发的重要原因。

“刮”掉胡子更健康

胡须是男性独有的正常生理现象，它在一定程度上表现出男性美与男子汉气概。中国古代的男性就十分重视保持胡须的美观，他们把胡须美的男性称之为“美髯公”。然而，现在这个时代却不同了，大多数男性意识到了不刮胡须的弊端。作为妻子，该怎样正确对待丈夫刮胡须的问题呢？

男性不刮胡子的诸多危害

美国的研究团队，对2438名威尔士中年男子进行观察，分析刮胡子和心脏冠状动脉疾病与中风的关联。研究人员指出，不是每天刮胡子的男士更容易有心脏病或中风，而且中风的几率比每天刮胡子的男性高出70%。研究人员在美国传染病学期刊发表报道称，在这项为期20年的研究中，已经有835人死亡。而总体来看，不是每日刮胡子的男性有45%故去，而至少每日刮一次胡子的人则有31%辞世。

拔胡须的危害

现代的男性一般都不会留长胡须，每隔一段时间就会用剃须刀及时修理。但是，有些男性，不用刮胡刀刮胡，却用手指或钳子拔胡，以为这样可以把胡子连根拔掉，拔得干净，其实这对男性的健康是非常不利的。医生发现，一些患唇毛囊炎、疖肿、蜂窝组织炎的男性病人，几乎都有拔胡须的坏习惯。

由于拔胡须的经常刺激，会使再生长出的胡须变色，变形，参差不齐，长短不一，破坏容貌。拔、拉胡须还会损伤唇部周围组织，轻者产生疼痛，如果不及时处理，细菌往往可以损伤毛囊，引起毛囊炎，炎症再扩展则成疖肿以至蜂窝组织炎，此时虽治愈，也常常会给唇部周围留下瘢痕或出现永久性脱毛，损害男性的面部容颜。更为严重的是如果细菌侵入血流，会引起危及生命的败血症和脓毒血症。

所以，对于胡须的处理，男性朋友一定不要“信手拔来”，可借助于剃须刀来修整自己的仪容。

胡须是越刮越长吗

大多数男性会有这样的感觉，胡须不刮还好，怎么越刮长得越快呢？其实刮胡子和长胡子快没有必然的关系，胡须的生长快慢和雄性激素有关，雄性激素越旺盛胡子长得越快，反之就慢。但是刮胡子的频率往往能反映一个人的雄性激素分泌状态。

正常的成熟男性，胡须生长的速度为每天0.5毫米。每根胡须的寿命是1～3年，每根胡须的生长是先快后慢，先细后粗。当然胡须的寿命或生长速度都又因人而异，有所区别，所以蓄髯的话，每个人胡须的长度会有很大区别。

那么为什么那么多男性会有这种错觉呢？

如果男性胡须有一公分长，每天生长0.5毫米，不会有明显的感觉。

刮掉了，一天长了0.5毫米，两天就是1毫米，感觉就会很明显。另外，越刮越粗，也是由于须梢细，须根粗，慢慢生长造成的。

爱夫之语

刮胡须不仅能减少潜在的疾病危险，还能让丈夫看起来干净整洁，妻子可以给丈夫买一个适合他的刮胡刀，这样他就能爱上刮胡子了。

让“啤酒病”远离丈夫

啤酒含有丰富的糖类、维生素、氨基酸、无机盐和多种微量元素等营养成分，称为“液体面包”，适量饮用，能增进丈夫食欲、促进消化和消除疲劳。但近年的医学研究发现，如果男性长期大量饮用啤酒，会对身体造成损害，专家称之为“啤酒病”。

男性小心六种“啤酒病”

1.啤酒心　在酒类饮料中，啤酒的酒精含量最少，一升啤酒的酒精含量相当于一两多白酒的酒精含量，所以许多男性把啤酒当作消暑饮料。但男性朋友是否知道？如果无节制地滥饮，体内累积的酒精就会损坏肝功能，增加肾脏的负担，心肌组织也会出现脂肪细胞浸润，从而使心肌功能减弱，引起心动过速，加上过量液体使血循环量增多而增加心脏负担，致使心肌肥厚、心室体积扩大，形成“啤酒心”。长此以往可致男性心力衰竭、心律失常等。

2.啤酒肚　啤酒营养丰富、产生的热量大，如果长期大量饮用会造成体内脂肪堆积，致使大腹便便，形成“啤酒肚”，易导致男性血脂、血压升高。

3.胃肠炎 男性大量饮用啤酒，会使胃黏膜受损，造成胃炎和消化性溃疡，以致身体出现上腹不适、食欲不振、腹胀和反酸等症状。

4.结石和痛风 资料显示，萎缩性胃炎、泌尿系统结石等男性患者，大量饮用啤酒会导致旧病复发或加重病情。这是因为酿造啤酒的大麦芽汁中含有钙、草酸、乌核苷酸和嘌呤核苷酸等，它们相互作用，能使身体中的尿酸量增加一倍多，不但会促进胆肾结石形成，还可能诱发痛风症。

5.癌症 一项最新研究显示，男性过度饮用啤酒可增大患肺癌的危险，由于生理状况上的不同，男性更容易发生这种危险。研究人员发现，每周喝13杯以上啤酒时，妇女发生肺癌的危险仅为8%，而男性发生肺癌的危险则高达42%。如果男性每周喝21～41杯啤酒时，他们患肺癌的危险将会增大23%。如果饮用啤酒或其他酒精饮料，而不是葡萄酒，当饮用量超过41杯时，则他们发生肺癌的危险就会增大57%。

男性过量饮用啤酒还会降低他们的反应能力。此外，美国癌症研究专家发现，如果男性大量饮用啤酒，他们患口腔癌和食道癌的危险性要比饮烈性酒的男性高3倍。

6.铅中毒 酿造啤酒的原料中含有铅，男性大量饮用后，血铅含量会升高，使其智力下降，反应迟钝，严重者损害男性生殖系统，老年易致老年性痴呆症。

适量适温饮用啤酒

饮用啤酒有那么多好处，况且比饮用白酒要好得多，为了避免疾病，那么男性朋友就不要饮用了吗？适量适温的饮用啤酒对男性最好。

首先应适量。成人每次饮用量不宜超过300毫升（不足一易拉罐量），一天不超过500毫升（一啤酒瓶量），每次饮用100～200毫升更为适宜。

其次是适温。饮用啤酒最适宜的温度在12～15度，此时酒香和泡沫都处于最佳状态，饮用时爽口感最为明显，并且不伤胃。

爱夫之语

当丈夫饮用啤酒时，妻子应提醒丈夫喝啤酒不宜与腌熏食品共食。宜食水果及清淡菜肴，花生米是最好的啤酒下酒食物。

丈夫的鼾症不可小瞧

丈夫打鼾有哪些危害呢？在妻子看来，它会影响自己及家人的睡眠质量。其实，打鼾隐藏着许多潜在的疾病，妻子要让丈夫引起足够的注意才行。

男性打鼾影响性功能

睡眠质量的好坏不仅会影响到男性的精神状态，还会影响到他的身体健康。首先，缺氧能使男性大脑皮层功能受到抑制，导致困倦、乏力、嗜睡，同时血液中维持性欲、第二性征和勃起功能的睾酮水平下降，导致男性缺乏性欲或性欲低下。其次，男性睡眠时反复发生呼吸暂停，就无法获得足量的氧气，从而使机体组织缺氧并出现低氧血症。如体内血液流通不畅，不能顺利地到达身体的各个器官，导致控制勃起的一氧化氮酶生成减少，阴茎勃起时所需要的血液就会“供不应求”，造成勃起缓慢、勃起硬度降低或勃起持续时间太短，甚至无法勃起。越来越多的研究表明，打鼾情况越严重，男性的勃起功能就越差。与此同时，一方打鼾往往会使另一方产生厌恶和反感情绪，影响夫妻间的性生活，造成夫妻分居，有的还会导致一个家庭的破碎。

打鼾导致的疾病

打鼾会使男性身体的各个器官尤其是心脑器官受到严重地损伤，青年男性如不及时治疗会造成阳痿、早泄，使性功能减退的年龄提前15～30年，影响性生活的和谐，造成两性关系紧张，并导致高血压、心律失常等严重疾病；中年男性打鼾如不及时治疗，会造成神情疲惫、体倦乏力、头昏目眩、健忘失眠、肥胖臃肿、性生活能力急剧降低、衰老速度明显加快等症状，并会进一步加重高血压、心脏病等疾病，甚至会诱发脑中风、偏瘫等生活难以自理的恶性事件。

男性打鼾怎治疗

一般而言，男性以混合性症状所引起打鼾的最多，医学界认为，打鼾也很可能是因为身体上的其他病因造成的。目前的医学研究报道显示，高血压及心血管疾病患者打鼾的几率较高，体型较常人肥胖者也较容易出现打鼾的现象，另外如胸部有毛病，糖尿病，类风湿性关节炎等疾病患者都较常有打鼾的问题。

意见建议:

1. 避免烟酒嗜好。吸烟、饮酒能引起呼吸道症状加重，加重打鼾，尤其不要睡前饮酒。

2. 加强体育锻炼，保持良好的生活习惯。

3. 肥胖的男性，要积极减轻体重，加强运动。

4. 采取侧卧位睡眠姿势，尤以右侧卧位为宜，避免在睡眠时舌、软腭、悬雍垂松弛后坠，加重上气道堵塞。

5. 鼾症病人多有血氧含量下降，故常伴有高血压，心律失常，血液黏稠度增高，心脏负担加重，容易导致心脑血管疾病的发生，所以要重视血压的监测，按时服用降压药物。

6. 睡前禁止服用镇静、安眠药物，以免加重对呼吸中枢调节的抑制。

爱夫之语

如果丈夫的工作、生活压力比较大，经常处于各种应酬之中，妻子要尽量让丈夫少进食肥厚油腻的食物，不要过多的吸烟、喝酒。这样有助于缓解他的身心疲惫，从而减轻打鼾症状。

不要让丈夫趴着睡觉

丈夫可能喜欢趴着睡觉，不管是趴在床上睡或是趴在桌上睡，这种睡眠姿势对男性身体的影响会大于对女性的影响。对于丈夫的这种睡姿，妻子要引起注意了。

趴着睡觉对男性身体的影响

1. 影响呼吸：趴着睡觉的姿势会使身体弯曲度增加，导致呼吸不通畅，体内氧气供应自然会不充足。如果长期压迫到胸部还会诱发各种心脏疾病。

2. 压到眼球：眼球被压到，眼睛容易充血，造成眼压升高，睡醒后往往会出现暂时性的视力模糊，尤其是高度近视的男性更要注意。

3. 影响消化：中午饭男性一般都吃得比较多，而消化掉这些食物大约需要3个小时左右。吃完午饭就趴在桌上睡午觉，容易造成胃部的胀气。

4. 头晕、耳鸣、腿软脚麻等症状：午饭后较多的血液要进入胃肠道，帮助消化，趴着睡会加重脑部的缺血，因为入睡后心率逐渐减慢，流经身体各组织的血液速度也相对变慢，流入大脑的血液会比平时减少，最终导致头晕、耳鸣、腿软脚麻等症状的发生。

5. 手臂麻木、酸疼等症状：头部长时间枕在手臂上，会使手臂的血液循环受阻，神经传导受到影响，容易出现手臂麻木、酸疼等症状。

6. 男性在睡熟之后，全身基础代谢减慢，体温调节功能亦随之下降，导致机体抵抗力降低，全身毛孔都处于张开状态。如果此时不注意保暖，醒来后，往往会出现鼻塞、头晕等症状。

7. 趴着睡不能使身体得到彻底放松，身体的某些肌肉群、汗腺、皮肤会仍处于紧张状态，这样会导致男性睡完觉后不仅没有精神饱满的感觉，相反可能会感到更加疲惫。

男性趴睡对生殖系统的危害

趴着睡觉这种睡眠姿势对男性来讲，可有许多弊病。长期趴着睡会压迫阴囊，刺激阴茎，容易造成频繁遗精。而频繁遗精会导致头晕、背痛、疲乏无力、注意力不集中，严重的话还会影响到男性正常的工作和生活。另外，阴囊需要保持一个恒定的温度，才有利于精子的生成，而趴着睡会使阴囊温度升高，又不容易及时散热，对精子生长会有一定影响。尤其是年轻男性，本来就对阴茎刺激反应敏感，更不要采取这种睡姿。另外，频繁遗精的人也要当心这种睡姿加重病情。

爱夫之语

丈夫应该采取什么样的睡姿比较好呢？睡姿的原则是不压迫内脏器官，有利于休息。妻子可以告诉丈夫采取仰卧位或右侧位睡姿，这样既不压迫阴囊，也不压迫心脏（左侧卧位会压迫心脏），对身体最好。

暴饮暴食折腾丈夫的胃

为什么暴饮暴食会折腾丈夫的胃呢？这是因为人进食后，食物首先通过口腔的咬碎、咀嚼后咽入食管，再推入胃内，在胃中，食物与胃内容物彻底混合、储存，成批定量地经幽门输送达小肠。而暴饮暴食会完全打乱胃肠道对食物消化吸收的正常节律。

男性要善待自己的胃

首先，男性喜欢喝酒、抽烟、饮咖啡，不按时吃饭，经常暴饮暴食，喜欢在餐桌上狼吞虎咽，然而，他们的胃却在受苦遭罪。等他们捂着肚子、淌着虚汗到医院检查后才大吃一惊：胃病已经不轻了。其次，男性工作精神压力大，容易发火动怒，也容易促成胃的病变。

男性朋友们千万不能自恃强壮，一定要善待自己的“胃”：戒除不良嗜好，以免吸烟、酗酒、贪食辛辣食物等嗜好导致胃黏膜的化学性破坏，造成胃黏膜糜烂、溃疡和癌变；饮食要定时定量，细嚼慢咽，使胃有规律地工作和休息；要注意胃部保暖，以免胃部受寒后胃平滑肌发生痉挛性收缩，使胃的分泌功能和节律蠕动都发生紊乱，导致胃部疾患；还要保持轻松愉快的心情。

暴饮暴食给男性带来的疾病

1.胃溃疡　男性长期暴饮暴食会引起胃溃疡，其症状表现为饱胀嗳气、饥饿不适、泛酸或餐后定时的慢性中上腹疼痛，严重时可出现黑便与呕血现象。胃溃疡病情延绵，病情复杂，又与精神情绪有关，如果病情加重或治疗不及时，还会导致出血、穿孔、幽门梗阻和癌变等恶劣后果，严重危害男性健康，所以不可小看暴饮暴食的危害。

2.急性胃穿孔 为什么暴饮暴食会导致胃穿孔呢？这是因为胃是消化道的膨大部分，胃壁由平滑肌构成，外形像个横放的“口袋”。正常情况下，胃壁平滑肌收缩使胃发生蠕动把进入胃内食物推向肠腔。如果短时间内胃进入的食物太多，超过了胃容量，胃就会发生机械性扩张，胃膨大后，胃壁的肌肉就会拉长而变薄。如果此时饱餐后做弯腰、下蹲、抬举重物等用力动作，会使腹腔内压力迅速增高，加之胃壁变薄，很易发生胃穿孔。这时，胃内食物便流入腹腔，引起急性腹膜炎，尤其是以前患胃病（如溃疡病、胃炎）的人更易发生穿孔。发生胃穿孔后，病人会突然出现剧烈腹痛、呕吐现象，若救治不及时，就会有生命危险。为了预防急性胃穿孔，男性切忌暴饮暴食。饱餐后，可以散散步，不要做弯腰、下蹲或其他过度用力的动作。

爱夫之语

妻子要注意，过年期间丈夫可能工作变得更加忙碌，整天除了工作还有很多应酬，不要让他整天泡在酒局、饭局中，暴饮暴食，因为生活的极度不规律，情绪亢奋、精神紧张会影响中枢神经系统从而导致胃肠道动力-感觉系统失调而致病。

丈夫吃好午餐很重要

工作紧张再加上路途遥远，上班族男性只能在办公室里解决午餐，这成了让很多妻子发愁的事。由于丈夫很难吃到可口的午餐，他就会把好好吃一顿的希望寄托在晚上，事实上，不规律的饮食会造成丈夫身体代谢紊乱以及胃纳差等消化系统疾病，很饿的时候吃一点东西就饱了，或者吃了东西胃里不舒服。

吃午餐的种种不良坏习惯

1.去吃KTV免费提供的自助午餐 一些上班族男性想出了到KTV里一边唱歌一边吃午餐的办法。虽然既能娱乐又能吃饭，但专家提示，不管是从营养来说还是从消化上来说，这都不利于健康。

2.吃快餐为了节省时间 大部分男性认为走进快餐店，付了钱就点菜，吃饭的速度奇快无比，整顿饭不过才花半小时的时间。这样还可以有时间打个盹，以储备些精力应付下午的工作。事实上快餐很容易发胖。

3.吃盒饭凑合午餐 虽然知道盒饭的卫生状况无法保证，可是也只能凑合吃公司定的几块钱标准午餐，这样既省时又省钱，比较方便。

午餐不健康易引发疾病

现在的男性生活和工作压力比较大，但健康意识又不够强。吃多了快餐会导致甘油三酯高、低密度脂蛋白缺乏，引发一些退化性老年性疾病，如高血压、糖尿病等。这在30岁左右的男性白领人群中，已经比较多见了。

营养结构不合理也是上班族吃午餐面临的一个重要问题。商务套餐中使用的肉类原料较多，提供的蛋白质偏高，再加上饭店炒菜油水较多，脂肪和能量的摄入偏高，很容易导致肥胖以及血脂偏高。自己带的菜经过长时间存放，会造成营养成分流失，尤其是蔬菜中的维生素C损失很大。这样的饭菜吃多了，会导致体内维生素缺乏。

想办法让午餐吃得有营养

上班族男性午餐很难吃得更健康，和客观条件的限制有一定关系，但也并非绝对办不到。吃午餐时有意识地选择食物的种类，可以起到营养平衡的作用。比如，主食一定不能缺少，尤其是下午要进行体力活动的男性，最好多吃点米、面，其中的碳水化合物释放能量缓慢，能够长时间地维持体力。坐在办公室里的男性则应多吃粗粮。粗粮中的膳食纤维虽然不能被人体消化利用，但能通肠化气、清理废物，促进食物残渣尽早排出体外。蔬菜的种类以豆类和芽菜类为好，其中营养物质含量高。有条件应尽量吃现炒的，或者在快餐中选择生菜沙拉，不要以为盒饭或自己带的饭菜里有蔬菜就可以了。如果只能吃盒饭，最好在饭后1小时左右吃些新鲜水果，以弥补维生素的损失。

爱夫之语

如果丈夫是上班族，妻子应注意让丈夫午餐最好不要吃得太饱，否则会使血液集中在肠胃，延长大脑处于缺血和缺氧状态的时间，影响下午工作效率。

丈夫不宜多喝浓茶

几乎所有的酒店都有一个约定俗成的服务习惯，那就是饭后给客人倒上一杯热茶。不少男性还特别喜欢喝热浓茶，认为它可以提神除乏，解酒消滞，除去满嘴的酒气和油光，消除饱胀感。事实上，丈夫经常喝浓茶是不利于健康的。

茶在人们的日生活中占据着重要地位，茶被称为是世界三大不含酒精的饮料之一。我国饮茶的历史已有四千多年，喝茶已经成为当今社会许多人的习惯，但喝浓茶却不利健康。

喝浓茶的习惯不利健康

1.经常喝浓茶会诱发骨质疏松 茶叶内含有较多的咖啡因，而咖啡因能促使尿钙排泄，造成骨钙流失。

2.经常喝浓茶还易引起贫血 现代医学研究发现，茶叶中的鞣酸会与三价铁离子形成不溶性沉淀，从而影响铁在体内的吸收，所以，最好不要餐后喝茶，这样会使食物中的铁因不易吸收而排出体外，引起贫血。

3.经常喝浓茶还会使多种营养素流失 男性过量饮浓茶会增加尿量，引起镁、钾、维生素B族等重要营养素的流失。而且老年男性过量饮浓茶还会增加心脏负荷。

4.大量喝浓茶，再喝新茶会导致“醉茶”症状 新茶中含有较高咖啡因、活性生物碱以及多种芳香物，容易使人的神经系统兴奋，对神经衰弱、心脑血管病患者十分不利。

男性正确饮茶习惯

1. 清淡茶既能充分发挥茶叶的保健作用，又能减少喝浓茶带来的不良反应，因此，每天宜饮清淡的茶。

2. 吃饭前后不宜饮茶，茶可冲淡人体胃中的消化液，使食物不能进行正常地消化，不利于消化系统的健康。最好在饭后1个小时左右再饮茶，至少要做到在饱餐后20分钟内不喝茶。

3. 睡前不宜饮茶，茶可刺激神经使其兴奋，若睡觉前饮茶，会使人难以进入睡眠状态，造成失眠。

4. 忌饮隔夜茶，隔夜茶由于在茶壶中存放，易受滋生细菌浸染，会对身体不利。

前列腺炎患者要少饮浓茶

一般来说，喝茶是有好处的，因为茶可以降脂，可以排除体内的杂质，但对于前列腺患者来说，尽量不要喝浓茶。首先，因为茶中有茶碱，会引起大脑神经产生兴奋，对前列腺刺激；其次，浓茶中茶胺等成分容易使前列腺兴奋，促使前列腺血管敏感活跃，造成前列腺充血。所以，前列腺炎患者饮水最好以凉开水为佳，少饮浓茶。

不要过多饮用功夫茶

功夫茶讲究趁热喝，但饮用过烫的茶，很容易烫伤食道黏膜。如果不断反复大量饮用，损伤的黏膜还未完全修复又会被烫伤，就很容易造成溃疡；而反复不愈的溃疡，可能导致癌症发生。沿海地区的男性食道癌、胃癌发病率较高，这与他们所处地理环境和平时生活习惯有关，如长期食用生、冷、腌制品。另外，爱喝烫而浓的功夫茶，也可能是原因之一。

功夫茶对胃肠健康的不利影响，主要是茶的温度和浓度造成的。因此，男性朋友在饮用功夫茶时要注意控制温度和浓度，并适量饮用，在享受传统饮食文化带来乐趣的同时，还要注意保护好自己身体的健康。

爱夫之语

丈夫如果有神经衰弱和高血压不宜饮浓茶，有习惯性便秘也不宜过多饮茶。不要咀嚼茶叶，也不要饮发霉的茶叶。

改变丈夫吃早餐的不良习惯

不吃早餐对身体的危害，已经被越来越多的人所认识到。早餐一定要吃，但妻子同时也要注意丈夫该怎么吃，不该怎么吃。不恰当的早餐饮食习惯，同样会损害丈夫的健康，带走他的快乐。

有几种相当受欢迎的常见早餐吃法，但男性朋友要记住：不能这样吃！

速食早餐

1.早餐内容 各种西式快餐。

2.受欢迎原因 西式快餐如汉堡包、油炸鸡翅等，一向是时尚男性的饮食偏好。而且现在不少中式快餐店也提供早餐，如汉堡包加咖啡或牛奶、红茶，方便快捷而且味道也不错。

这种高热量的早餐容易导致肥胖，油炸食品长期使用也会对男性身体造成危害。另外，这种西式早餐存在营养不均衡的问题，热量比较高，但却往往缺乏维持男性活力的维生素、矿物质、纤维素等营养。

3.建议 选择西式快餐做早餐，应该再加上水果或蔬菜汤等，以维持营养均衡，保证各种营养素的摄入。另外建议男性最好不要长期食用。用西式快餐当早餐，午餐和晚餐必须食用低热量的食物。

传统风味早餐

1.早餐内容 油条、豆浆。

2.受欢迎原因 很多男性都是从小就在爷爷奶奶的带领下，习惯了早上吃油条加豆浆的，不但口味上习惯了这种吃法，而且，感情上也有多年的“积蓄”，价格还公道。

油条是高温油炸食品，跟烧饼、煎饺等一样都有油脂偏高的问题。食物经过高温油炸之后，营养素会被破坏，还会产生致癌物质；还有就是油条的热量也比较高，油脂较难消化，加上豆浆也属于中脂性食品，这种早餐组合的油脂量明显超标，不宜长期食用。

3.建议 豆浆加油条的吃法最好少吃，一星期不宜超过一次，早餐一定要有蔬菜或者水果，而且当天的午、晚餐必须尽量清淡，不要再吃炸、煎、炒的食物，并多补充蔬菜。

零食早餐

1.早餐内容 各种零食，如雪饼、饼干、巧克力等。

2.受欢迎原因 有时妻子或孩子会有一些零食储备，以备不时之需。而男性早上起来后，时间不是很充裕，就往往顺手拿起零食做早餐了，方便快捷。

对于早晨处于半脱水状态的人体来说，是不利于消化吸收的，因为，零食多数属于干食，平时肚子饿了吃点饼干、巧克力等零食是可以的，但是，男性用零食充当每天三餐中最重要的早餐，那就是非常不科学的了，本来早餐应是给男性带来充沛体力的，而饼干等零食主要原料是谷物，虽然能在短时间内提供能量，但很快会使人体再次感到饥饿，临近中午时血糖水平会明显下降，导致人体疲惫不堪。如果长期以零食作早餐，会导致营养不足，体质下降，容易引起各种疾病入侵。

“回味早餐”

1.早餐内容 剩饭菜或剩饭菜炒饭、剩饭菜煮面条等等。

2.受欢迎原因 不少家庭的妻子都会在做晚饭时多做一些，第二天早上给丈夫做炒饭，或者把剩下的饭菜热一下。这样的早餐制作方便，内容丰富，基本与正餐无异，通常被认为营养全面。

剩饭菜隔夜后，蔬菜可能产生亚硝酸盐（一种致癌物质），吃进去会对人体健康产生危害。

3.建议 前一天晚上剩余的其他食物做早餐，一定要保存好，以免变质；吃剩的蔬菜尽量别再吃；从冰箱里拿出来的食物要加热透。

运动型早餐

1.早餐内容 路边购买的早餐，边走边吃，手动，脚动，嘴动，全身运动……

2.受欢迎原因 上班男性的早晨都是在匆忙中度过的，尤其是住处离单位远的，早餐往往都在路上解决。小区门口、公交车站附近卖的包子、茶蛋、肉夹馍、煎饼果子等食品，是他们的第一选择，买上一份，就边走边吃……

首先，边走边吃对肠胃健康不利，不利于消化和吸收；其次，街头食品往往存在卫生隐患，有可能病从口入。

3.**建议** 如果男性选择街边摊食品做早餐，一是要注意卫生，二是最好买回家或者到单位吃。尽量不要在上班路上吃早餐，以免损害健康。

爱夫之语

很多男性都错误地认为主食仅仅提供热量，跟营养挂不上钩，事实上长期不吃主食，会造成营养不良，并导致身体各种功能的削弱。妻子应该给丈夫增加面包、馒头等主食，这类谷类食物可以使人体得到足够的碳水化合物。另外，酸奶和西红柿、香蕉、雪花梨、李子、杏等口味上呈酸性的水果和粗纤维的水果，都不宜让丈夫空腹食用。

丈夫不宜多吃方便面

随着生活节奏不断地加快，时间也越来越宝贵，方便面给赶时间的男性带来了诸多“方便”。中午上班时一包泡面；当妻子做的饭不合口味了，丈夫就会拿方便面充饥；有的男性还特别喜欢方便面的味。遇到这种情况，妻子可以告诉他，方便面中的食品添加剂会给人体健康带来一些影响。

据估计，每人平均一年吃四十几餐方便面。许多男性一天不吃一碗方便面就觉得难受，并且在工作后回家时也一定要吃方便面。据调查，长期食用方便面的人中，有60%的人营养不良，54%的人患缺铁性贫血，23%的人患核黄素缺乏症，16%的人缺锌，29%的人因缺乏维生素A而患眼疾。由此可见，方便面不宜经常吃。

方便面不宜多吃的原因

方便面中不完全具备人身所需要的蛋白质、脂肪、碳水化合物、矿物质、维生素和水等六大类营养素，这是因为，方便面的主要成分是碳水化合物及少量的味精、食盐和调味剂。另外，调味品做成的汁中牛肉、鸡肉和虾肉的含量是很少的。此外，方便面中还含有或多或少的食品色素及防腐剂等，如果长期食用会造成营养缺乏而患病。

通过油炸过的方便面容易长期保存，但方便面上的油脂时间一长会慢慢氧化变成“氧化脂质”，这种“氧化脂质”对人体极不利，积存于血管或其他器官中会呈老化现象，从而引起动脉硬化，动脉硬化若继续恶化，就会导致脑溢血、心脏病、肾脏病等疾病。

为了不使方便面的汤浑浊，生产商会加上聚合磷酸盐，这种食品添加物可使面收缩，并使面汤看起来清爽，此外，含磷酸盐的食品添加剂还会使方便面的味道得以改善，这也是大多数男性觉得方便面味道好的原因。但这种磷摄入太多会影响人体对钙的充分利用，容易引起骨骼变形、骨折或牙齿脱落等现象。

方便面所含的食盐比一般的面多得多，男性朋友多吃方便面等于多吃食盐，而吃盐过多容易损害肾脏、引起高血压。一包方便面含盐量4.5～6克，显然超过了标准，经常食用这种食品而血压不上升的男性，纯粹只是侥幸罢了。

方便面应该怎样吃

包括碗装有配料的方便面在内，其主要营养素只是碳水化合物和脂肪，当碳水化合物产生新陈代谢时，需要维生素B_1，这就需要人体补充蛋白质以及维生素B_1含量丰富的猪肉，而方便面中的红烧肉也含大量过氧化脂质，最好不要吃。因此，以方便面为主食的男性应特别引起注意了。

为摄取维生素A、C起见，在吃方便面时有必要加上菠菜、青椒等有色蔬菜。像甘蓝菜、豆芽菜、白菜等白色蔬菜因为营养价值不高，故不鼓励多吃。面筋因为含有脱氢醋酸保存料，最好不要吃。

若能稍微改良方便面的调味方式，再加上猪肉、火腿（尽量使用无骨的部分）及菠菜、青椒和蛋，那么就营养来说，方便面也可以代替主食。然而即使如此，盐分、过氧化脂质的问题仍然没有解决，所以，吃方便面最好限制在一星期两包左右，男性更不可养成每晚吃方便面的习惯。

爱夫之语

若丈夫非吃方便面不可，妻子可以把泡方便面的汤先倒掉，再兑上开水或其他的汤，以减少其中的有害物质，并添加富含维生素的蔬菜以减少对丈夫身体的危害。

饭后吃水果不利于丈夫健康

我国居民的膳食消费形成了一种常规，那就是饭后吃水果，不论是宴会的上菜程序，还是大多数人的生活习惯均是如此。饭后吃水果实际上是一种饮食误区，如果丈夫有这种习惯，妻子可以告诉他这种习惯实际上对健康不利，易导致体重超重和肥胖现象的发生。

为什么饭后吃水果不好

在吃水果的时间上，目前中国人存在一个极大的误区，即把水果当成饭后甜品。当前影响我国居民健康的最主要的问题之一就是摄入热量过多。饭后吃水果往往是在吃饱或吃得过饱的基础上，再添加食物，而这部分的热量几乎全部被储存。

首先，水果中的许多成分都是水溶性的，其中含有维生素C以及可降低血液中胆固醇水平的可溶性的植物纤维、果胶等。它的消化吸收不需要人体复杂消化液的混合，可迅速通过胃进入小肠吸收，这样极易储存热量，导致肥胖。饭后吃水果，还会使得水果中的有机酸与其他食物中的矿物质结合，影响身体消化吸收。其次，水果中的果胶有吸收水分、增加胃肠内食物湿润程度的作用。因此，饭后吃水果还会加重胃的负担。

饭前吃水果有利于营养吸收

吃水果的正确时间是，饭前1个小时和饭后2个小时左右。饭前吃水果，有很多好处。

1. 水果中许多成分均是水溶性的，饭前吃有利于身体必需营养素的吸收。

2. 水果是低热量食物，其平均热量仅为同等重量面食的1/4，同等猪肉等肉食的约1/10，先吃低热量食物，比较容易把握一顿饭总的热量摄入，也很容易把握好健康饮食“八分饱”。

3. 许多水果本身容易被氧化、腐败，先吃水果可缩短它在胃中的停留时间，降低其氧化、腐败程度，减少可能对身体造成的不利影响。

4. 男性也要注意，不在晚上临睡觉前吃水果，不然充盈的胃肠会使你的睡眠受到影响。

爱夫之语

妻子需要注意，像柿子、香蕉、橘子、番茄等不宜让丈夫在饭前空腹吃。另外要注意不要让丈夫把饭后吃水果当成件小事，一次这样吃可以，形成长期的习惯就不好改了，只有正确吃水果才能促进丈夫的健康。

丈夫养成正确喝酒习惯才健康

在生活中，男性的各种交际应酬是少不了的。在餐桌上，为表示"感情深"，往往是先干一杯再说，因此，常听到"感情深、一口闷"这句话。妻子要让丈夫意识到这种就餐饮酒的习惯是不科学的。

男性饭前饮酒的害处

尽管科学研究表明，男性每天饮用半两以下的白酒或相同酒精含量的红葡萄酒，对心脏具有保护作用，但是如果男性空腹饮酒，即使酒量不多，对身体也十分有害。一杯酒下肚，其中的80%酒精是由十二指肠和空肠吸收，其余的由胃吸收，一个半小时的吸收量可达90%以上。饮酒后5分钟，身体的血液里就有了酒精，当100毫升的血液中酒精含量在200～400毫克时，就会产生明显的中毒；400～500毫克时，就会引起大脑深度麻醉甚至死亡，时间长了还会引起胃溃疡病。

饮酒有损健康，男性如果能够选择理想的佐菜的话，那就既可饱口福，又可减少酒精之害，但不要喝了太多酒后才吃菜。从酒精的代谢规律看，最佳佐菜当推高蛋白和含维生素多的食物，如新鲜蔬菜、瘦肉、鲜鱼、豆类、蛋类等。此外，男性朋友要切忌用咸鱼、香肠、腊肉下酒，因为，此类熏腊食品含有大量色素与亚硝胺，会与酒精发生反应，不仅对肝脏不好，还会损害口腔与食道黏膜，甚至诱发癌症。

男性怎样喝酒才健康

1. 应控制饮酒量：男性饮酒必须少量、适量，不能每餐必饮，每饮必酩酊大醉。在聚会场合，不要在别人劝酒的情况下勉强喝酒，使自己不胜酒力。男性饮酒还应掌握饮酒量，适量而止，不要"显威风，逞英豪"。一般认为，每次饮酒，啤酒以半瓶为宜，不能超过一瓶；葡萄酒、黄酒以100克为宜，不能超过200克；白酒以25克为宜，不能超过50克。如果空腹一次饮下50克白酒，人便出现“酒意”。

2. 尽量喝低度数的酒：男性应饮用酒度较低的葡萄酒、黄酒和啤酒，少喝或不喝烈性白酒。50～60度的白酒乙醇含量相当于葡萄酒或黄酒的4倍，即使喝得少，对胃肠的局部刺激也较强，容易损伤黏膜。而喝葡萄酒、黄酒和啤酒，还可得到较多的铁质和一些维生素。

3. 饮白酒时，不要同时饮汽水，以免加速乙醇的吸收。

4. 服药后不要饮酒：酒可以加速药物的吸收，使药物发生改变，达不到治疗目的。所以服药前后不要饮酒。只有在例外的情况下，医生才规定有些药物需用酒服下。

5. 不要划拳饮酒：许多男性喜欢划拳饮酒，由于划拳饮酒是边喝、边吃、边高声喧嚷乃至哄堂大笑，这样很有可能使食物进入气管或鼻腔，而引起呛咳、打喷嚏或流泪等现象。划拳输者罚饮酒，饮酒多了则会头晕目眩、神智不清，更易输酒，结果造成饮酒超量，出现种种醉酒现象，而酒精中有害成分的毒害作用，会损害身体健康。因此，应避免划拳饮酒。

爱夫之语

现在许多男性流行喝药酒，妻子要注意，市面上药酒种类很多，必须根据丈夫体质和健康状况，遵医嘱选用。但是量也不能多，不能像普通酒那样开怀畅饮。药酒最好在饭前饮，使其发挥药效。

养成吃水果的良好习惯更健康

一年四季，各式各样水果充斥着我们的眼球，尤其对男性，怎样吃才健康呢？平时丈夫吃水果时是不是有不良习惯呢？事实上，有些水果吃对了，还能给丈夫治治小病。

男性开车不宜多吃的水果

1.开车不要空腹吃香蕉 男性开车劳累后，身体会消耗大量的热量，热量主要来源于食物中的糖类，香蕉的含糖量高达20%，是补充糖类的理想食物。但是，香蕉含有大量的镁，当男性空腹大量食用时，血液中的镁会大幅度增加，对心血管系统产生抑制作用。身体体液中镁、钙比值的改变，会出现明显的感觉麻木、肌肉麻痹、嗜睡乏力的现象。男性在这种情况下开车是最容易发生交通事故的。因此，男性在开车时不要在空腹时大量食用香蕉，更不可用香蕉充饥。

2.荔枝 吃荔枝会引起低血糖，开车时身体发生低血糖状况是很危险的。低血糖患者会出现一系列症状：如饥饿、心慌、手抖、头晕、出汗、烦躁、焦虑、全身无力。有的男性还可能有恶心、呕吐、过度兴奋或反应迟钝、注意力不集中等，甚至发生抽搐和昏迷。荔枝所含的糖是果糖，这种果糖进入人体后，很快就会进入血液，但果糖只能通过肝脏内一系列转化酶的催化变成葡萄糖后，才能以糖原贮存，以供身体利用，如果过多的果糖进入血液，肝内转化酶一时难以应付，果糖就会充斥于血液内，无法转为葡萄糖，同时大量荔枝肉进入胃肠道，会引起人体食欲不振及消化不良，造成暂时性低血糖。因此，男性在开车前或开车时不宜多吃荔枝。

养成正确吃水果的习惯

1.适量吃水果 按照习惯，男性一天吃蔬菜、水果大约500克，就可以满足身体需要了。

2.尽量不吃反季节水果 反季节水果一般存放时间比较长，有的还用催熟剂和防腐剂。

3.吃完海鲜后吃水果要谨慎 海鲜与含有鞣酸的水果，如葡萄、石榴、山楂、柿子等同食，会引起人体不适，使人体出现呕吐、头晕、恶心和腹痛等症状。

4.水果当正餐易患贫血 男性长期只吃水果不补充其他营养容易导致贫血，这是因为，大部分水果含丰富的碳水化合物，少量蛋白质和维生素A、B、C，矿物质等，但缺少维生素B_{12}，所含的氨基酸也不齐全，且钙含量较少。而人体要依赖各种不同的食物（营养素）才能达到营养均衡。男性减肥时应适当吃些肉类、低脂肪的五谷类食物和奶品，才能慢慢达到减肥目的又不损害健康。

5.喝鲜榨果汁不如直接吃水果 在现榨果汁的过程中，损失了很多对人体有用的膳食纤维，维生素也被不同程度的破坏。所以，水果还是直接吃最好。

6.吃水果的最佳时间 吃水果养生的最佳时间是饭前1小时，饭后吃水果，水果易被先吃下的食物阻滞于胃中，出现胀气、便秘等症状，给消化功能带来不良影响。

爱夫之语

如果丈夫患有糖尿病，吃水果应特别谨慎，不宜吃含糖分较高的水果，如枣子、葡萄、香蕉、苹果、梨、无花果、荔枝、龙眼等。开车的丈夫虽不宜吃香蕉和荔枝，却可以每天吃一个橙子来排毒。

吃冷冻食品有讲究

吃了受污染的食品或加热不彻底的食物都有可能引起腹泻、腹痛，这种情况叫做“冰箱腹泻症”。而丈夫吃冷冻食品时往往粗心大意，如快速加热、冷冻食品在冰霜里储存时间过长等，这些都会对他的身体造成不必要危害。

冷冻食品不宜迅速加热食用

冰箱贮存食物的原理是因为冷藏放慢了微生物生长繁殖的速度，但并不能杀灭细菌和各种微生物。虽然在10度以下绝大多数微生物生长缓慢了，但是，仍然有部分细菌可以在较低的温度下继续存活，甚至繁殖。所以，不合适的贮藏温度、食物温度过高，或者生熟交叉存放等，都会影响冷藏效果，降低冰箱的“保险系数”。所以，要杜绝“冰箱腹泻”的发生，首先要合理存放加工食品。

另外，冰箱里不要一次存太多食物，否则会影响冰箱内的冷气流动，使食品内部细菌生长繁殖，发生腐烂变质。而且存放食物过多，还会增加冰箱制冷系统的负担，使其负荷加重，对保护冰箱、延长使用寿命不利。

冰箱的冷藏室温度一般在4～10℃，而饭菜自冰箱中取出后，马上加热也需要一个逐渐升温的过程，而从4～40℃，恰好是细菌繁殖的最适宜温度，逐渐加热等于给细菌制造了一个繁殖的良好环境，人体一旦吃了加热不彻底的剩饭菜难免不拉肚子。

一般情况下，冰箱中的菜拿出来后要先在室温中自然解冻，如果立即下锅会造成部分油腻食品外烫内冷。不少菜品从冰箱里拿出来放在锅中加热时一般是表面的油先融化，不要看见表面油化了就起锅，实际上菜品的中央部分可能还是凉的，这样的菜品吃下后会对胃肠造成刺激，引起不适感。因此，从冰箱中取出的食品，先要放在室内解冻后再加热，加热时间尽量长一些。

微波炉加热冷冻食品易致病

研究发现，用微波炉加热冷冻食品会非常快捷方便，但是食品没有充分加热，人食用后可能会致病。

用微波炉加热存在的问题是，微波加热并不均匀。残留的一些没热透的区域可成为大肠埃希菌、沙门菌或李氏杆菌等危险细菌的滋生地。因此，不管用微波炉加热冷冻的还是正在解冻的生肉，都能引起一些不良后果。使用微波炉加热虽然遵循说明书会有一些帮助，但是烹饪生食时最好用火炉、烤架或烤箱加热。

冷冻食品不宜超过两个月

选用冷冻食品也有一定的学问，冷冻食品虽然方便，但是冷冻食品存放时间过长很容易变质。这是因为，食品冷冻过久其中的蛋白质可分解产生“可溶性毒蛋白”“胺类”“恶臭素”等，而这些毒素即便高温加热也很难被破坏，食用后会对人体的胃肠道造成感染。人们在选购冷冻食品时一定要注意看标签上的生产日期，冷冻时间超过两个月的食品尽量不要食用。

爱夫之语

妻子买回冷冻食品后一定要尽快把它放进冰箱的冷冻室，如果已经完全化开最好马上食用，因为，冷冻食品充分溶解后再上冻对食品本身非常不好，对人体也有弊无利。丈夫若吃冷冻饭食时，应尽量让他把饭食热透，以免引起腹泻。

让丈夫改掉上班路上的不良习惯

大部分男性上班族的一天是从“打拼”的早晨开始的：关掉嘶叫的闹钟，裹上衣服，胡乱洗把脸，抓块面包直扑车站。挤上公共汽车也不闲着，看书读报吃早餐……，路稍长些的人还会东倒西歪地补一觉。妻子可能知道，在车上看书伤眼睛，路上吃早餐不卫生，但上班路上如果丈夫还有其他一些坏习惯，妻子就要引起注意了。

男性在车上小睡极易感冒、着凉、导致落枕，还可致面瘫，有些人面瘫可自然恢复，有些则再也不可逆转。

车上睡觉易疲劳

大多数男性会有这样的感觉，在车里睡一觉后，不仅不觉得解乏，反而觉得腰酸腿疼，疲乏无力。这是因为人的睡眠大致分为“非快速眼动睡眠”和“快速眼动睡眠”两个阶段，在“非快速眼动睡眠”中，又可以分为“浅睡眠”和“深睡眠”两个过程，睡眠中这两个过程会循环多次。在睡眠中人们只有经历了几个“深睡眠”后，才能充分的消除疲劳。但是，男性在汽车上睡觉，极易受到各种因素的干扰，如汽车的晃动、声音的影响、光线的刺激、空间的狭窄……，而在“浅睡眠”状态下休息，只能使身体休息不充分，这也就是大多数男性感到疲劳的原因所在。另外，脖子歪向一边睡觉，容易使一侧的脖子肌肉疲劳，很容易导致落枕，从而影响正常的工作休息。

车上睡觉易着凉

有些男性家离单位远，睡得晚，起得早，往往利用上班的路上补觉。除了在车上睡觉能导致疲劳外，还能导致着凉。男性在车上睡觉，空调温度低，车门反复开关，有时加之睡着了被旁边的人开窗户，一不小心就容易着凉。个别的还能导致面瘫，所以，男性朋友白天疲劳的时候小睡一段有助于体能的恢复，但是尽量不要选择在车上睡。

在车上看书伤眼睛

有些男性时间比较紧，不但工作，还利用工作外的时间学习，于是车上的空闲就成了他们利用的极好时光。但是男性朋友们在车上看书是否会常常感到头晕呢？这是因为，眼睛之所以能看清楚距离不同的物体，是由于眼睛睫状肌的调节作用，睫状肌像调节摄像机镜头一样，不停地调节眼睛的“焦距”，从而能使人看清远、近处的物体。眼睛在看距离相对固定的物体时，睫状肌的收缩和伸张才能保持相对稳定，眼睛不容易累。如果物体总是处于晃动状态，为了看目标体，眼睛的睫状肌就要被迫不停地调节，极易导致眼疲劳。所以说，总看这种晃动的物体，晕车、头昏的发生几乎是必然的。

在车上看完书眼睛非常累，加之时间比较匆忙，于是什么都顾不得了用手一揉了事，其实这样做非常不健康。手脏不说，年纪稍微大些的男性如果用力不当还可能将角膜揉得脱落，造成难以估量的伤害。

爱夫之语

如果在车上看书眼睛感到非常疲劳，不妨做做眼睛保健操，哪怕刮刮眼眶也是能够促进眼睛周围血液循环的。有条件的话，还可以点些眼药水。总之，在上班的车上抢时间看那几眼书得不偿失的，男性朋友要尽量改掉这个坏习惯。

晚上不良习惯易患尿结石

男性夏季熬夜吃夜宵是常有的事，由于熬夜、吃晚餐太晚、吃夜宵等不良习惯，肾脏系统不能得到良好的休息，钙、尿酸等物质不能充分排除出体外，尿路结石也随之而来，所以，妻子要帮助丈夫改掉这些不良习惯。

什么是尿路结石

“尿路结石”其实是一个统称，按照部位不同还分为肾结石、输尿管结石、膀胱结石。很多男性病人有时是多种结石并发的。身体的泌尿系统是一个整体，如果真有结石，一般先有肾结石，然后经过整个泌尿系统循环往下形成输尿管结石，再往下形成膀胱结石。

患尿结石的男性病人发病有个明显的特点：会有强烈的腰腹疼痛。会痛得直立不起身体，但剧痛过后，恢复正常后又像没痛过一样。尿结石并不都伴有血尿。如果是肾结石，是没有血尿的。当结石进入了狭长的输尿管时，身体一蠕动，使结石摩擦到输尿管壁，才会产生血尿。当男性朋友有疼痛症状时就要引起警惕了，不要等到肾结石大到侵占整个肾，那时要治疗就麻烦了。

饮水太少易得尿结石

研究发现，保证尿量的排泄是防治尿路结石最基本的措施之一。男性每日尿量少于1000毫升者，会明显增加晶体产生的机会，每日尿量少于500毫升的男性则处于成石的危险境地了。除了熬夜的人、爱喝啤酒、爱吃海鲜的人得尿结石的可能性更大之外，不爱喝水更是尿结石的帮凶。到了夏季，男性尿路感染的病患会增多，这和许多男性少喝水常憋尿有关。天气炎热，没得病的男性要多喝水，患尿结石的男性更要多喝水增加排尿，增加尿液对泌尿系统的冲刷，加强泌尿系统的自洁能力。

晚餐太晚增加尿路结石的发病率

研究表明，男性吃晚餐太晚可大大地增加尿路结石的发病率。这是因为，人体排钙高峰期是在进餐后4～5小时，如果男性晚餐吃得过晚或经常吃夜宵，当排钙高峰到来时，这时大部分男性都已经上床睡觉了，尿液如果不能及时排出，尿中大量的钙就会沉积下来，久之就会形成结石。晚餐最佳时间应在下午6时左右，且要尽量少吃夜宵。

熬夜刺激“下路”结石

现代男性工作压力实在大，忙的太晚了就找几个朋友逛逛闹市吃点东西，在许多男性看来这既是减轻压力又是难得的朋友聚会的短暂机会。但是，长久的这种生活方式会给男性带来麻烦，比如恼人的尿路结石。

人体的肾脏系统负责排除身体多余的钙、尿酸、嘌呤，如果男性朋友常常熬夜、逛夜店，就会影响肾脏排毒，让身体多余的这些物质沉淀在肾脏内，造成短暂的高尿酸血症，长期下去就会导致肾脏系统的尿结石。

大多数熬夜的男性还伴随着一个不好的习惯，以啤酒、肉类、海鲜做夜宵。这些物质会产生大量尿酸、嘌呤，而熬夜又影响了人的正常肾脏排毒，所以，既熬夜，又以啤酒、海鲜为夜宵最容易引发男性尿结石问题，除了尿结石之外，这类人还特别容易患痛风。

爱夫之语

妻子要注意让丈夫多喝白开水是防治尿路结石最有效的方法。正常人每天应喝1500毫升左右的水，饮水应分布在全天的各个时段，注意餐后2～3小时及夜间的饮水。

健康食谱——管好丈夫的胃

饮食和健康是息息相关的，根据统计，2/3的成年男性血液中的胆固醇都过高。胆固醇过高不但会引发心血管疾病，阳痿，严重的还会导致中风。不少男性会问，为了预防这些疾病是否需要服食什么特殊的补品？其实大可不必，男性一日三餐只要营养均衡，不乱吃，没有不良嗜好，一般来说疾病不会找上你。光靠单种食物进行食补是不够的，妻子这时就可针对自己丈夫的身体特点进行食补了，比如做一些丈夫爱吃的菜，把他所需要的营养元素糅合到菜里面去，这些菜在部分程度上会起到药补的作用，不仅没有副作用，还改变了丈夫每天吃菜的单一性。平时多了解些健康食谱，日常生活中有针对性地给丈夫食补，是妻子对丈夫最大的关爱。

芝麻配海带，更好地促进新陈代谢

把芝麻、海带放在一起同煮，能起到美容、抗衰老的作用。芝麻能改善血液循环，促进新陈代谢，其中的亚油酸有调节胆固醇的功能，维生素E又可防衰老。海带含有钙和碘，能对血液起净化作用。妻子做这道菜，做起来不仅简单方便，而且吃起来既爽口又对丈夫身体有一定功用。

芝麻的功效与作用、营养价值

芝麻，俗称“脂麻”、“胡麻”、“油麻”。原产于非洲，汉代张骞出使西域，把芝麻带到我国，故称胡麻。因芝麻含脂肪较多，所以又被称为脂麻。

研究发现，芝麻含有多种营养物质，每一百克芝麻含蛋白质21.9克，脂肪61.7克，钙564毫克，磷368毫克；特别是铁的含量极高，每一百克可高达50毫克。因此，古人说芝麻能“填精”、“益髓”、“补血”，其根据也在于此。此外，芝麻还含有脂溶性维生素A、维生素D、维生素E等。它含有丰富的维生素E，这种具有重要价值的营养成分能起到抗衰老的作用。此外，芝麻中含有的丰富的卵磷脂和亚油酸，不但可治疗动脉粥样硬化，补脑，还可增强记忆力。

黑芝麻表面黑色，性味甘、平，是滋补强壮剂，能够养发、生津、润肠，适用于身体虚弱、头发早白、贫血萎黄、津液不足、大便燥结、头晕耳鸣等症。又因芝麻含脂肪甚多，所以能润肠通便，对肠液减少引起的便秘有很好的效用。

海带的营养价值

海带富含藻胶酸、甘露醇、胡萝卜素、维生素B_1、维生素B_2、维生素C、蛋白质、脂肪、糖类、粗纤维、尼克酸、碘、钙、磷、铁等多种成分。它味咸，性寒，具有消痰平喘、排毒通便的功效。

海带所含的蛋白质中，又包括8种氨基酸。海带表面上有一层略带甜味儿的白色粉末，是极具医疗价值的甘露醇，具有良好的利尿作用，能治疗药物中毒、浮肿等症。海带中还含有一种叫硫酸多糖的物质，能够吸收血管中的胆固醇，并把它们排出体外，使血液中的胆固醇保持正常含量。此外海带的碘化物被人体吸收后，能加速排除病变和炎症的渗出物，有降血压、防止动脉硬化、促进有害物质排泄的作用。所以，海带是理想的排毒养颜食物。

芝麻海带丝

1.**材料**　海带丝300克、白芝麻2大匙。

2.**调味料**　酱油2大匙、盐和糖各1大匙、水3大匙、麻油少许。

3.**做法**

（1）将芝麻洗净，用干锅炒香或用烤箱烤熟后，盛出放凉备用。

（2）海带丝加水（没过海带丝）煮沸后，捞起沥干水分。

（3）加入调味料及海带丝煮至汁收干，撒上芝麻即可。

煮海带丝时可在水中加1大匙醋，这样能使海带丝较快熟。有的海带丝色泽较绿，说明比较嫩，煮的时间可稍微短一些，有的海带色泽较深，则需多煮一会儿。

促进男性新陈代谢的食物

1.**苹果**　苹果含有丰富的钾，可排出体内多余的钾盐，维持人体正常的血压。

2.**牛奶**　牛奶含有较多的钙质，能抑制人体内胆固醇合成酶的活性，减少人体内胆固醇的吸收。

3.**玉米**　含丰富的钙、硒、卵磷脂、维生素E等，具有降低血清胆固醇的作用。

4.大蒜　含硫化物的混合物，可减少血中胆固醇，阻止血栓形成，有助于增加高密度脂蛋白含量。

5.洋葱　洋葱所含成分不仅具有杀菌功能，还可降低人体血脂，防止动脉硬化；可激活纤维蛋白的活性成分，能有效地防止血管内血栓的形成；对人体也有较好的降压作用。

6.甘薯　甘薯能中和体内因过多食用肉食和蛋类所产生的更多的酸，保持人体酸碱平衡。甘薯含有较多的纤维素，能吸收胃肠中较多的水分，润滑消化道，起通便作用，并可将肠道内过多的脂肪、糖、毒素排出体外，起到降脂作用。

爱夫之语

想让丈夫的身体保持平衡吗？那么，妻子可以多给丈夫吃以上讲到的食物以促进他的新陈代谢，这将对丈夫的身体起到很好的保健作用。

菠菜配猪肝，以形补形

上班族男性生活紧张而忙碌，常常会忽视对饮食的要求。其实从丈夫早晨喝下第一杯水，他一天的饮食生活就已经开始了。妻子早中晚三餐怎样合理进行荤素搭配才能让丈夫的营养更全面呢？

猪肝、菠菜的效用

春时宜食养阳养肝的食物，这是中医养生的原则。而中医里自古也有“以形补形”的说法，猪肝性甘、苦、温，归于肝经，并且含有丰富的铁、磷，是造血所不可缺少的原料，因此，猪肝特别具有补肝明目、养血的功效。

在中医五色养生中，青色入肝，青色的菠菜对肝脏很有好处。菠菜中含有丰富的β胡萝卜素和铁，对缺铁性贫血有很好的改善作用。因此，两者共用，对补血和养肝有叠加的效应。猪肝和菠菜配合使用，还能互补之间的劣势。肝是体内的解毒器官，难免存一些有毒成分，而菠菜中含有大量的维生素和纤维素，正好可解肝脏的残留之毒。另外，猪肝搭配菠菜，充分体现了中国膳食中“荤素搭配”的特点。

猪肝配菠菜，既可做炒菜，也可做成汤，做成汤营养价值更高。取猪肝100克，菠菜150克，将猪肝切成小薄片，用水焯一下放入淀粉抓拌均匀，再加少量水拌匀腌10分钟。等锅内水烧开后把肝、菠菜倒入，加少许盐、味精、料酒，烧沸即可食用。猪肝的烹调时间不能太短，肝完全变成灰褐色，看不到血丝才可。另外，肝脏胆固醇较高，脂肪肝、高血压和冠心病患者应少食。

菠菜炒猪肝

1.材料 菠菜300克、猪肝75克、料酒10克、酱油5克、盐4克、味精2克、白砂糖5克、醋2克、大葱8克、姜8克、大蒜（白皮）8克、淀粉（豌豆）10克、花生油40克、胡麻油10克。

2.做法

（1）将菠菜择洗干净，切成3厘米长的段，入沸水中，略焯，捞出投凉，沥净水分。

（2）将猪肝洗净，切成小薄片，用湿淀粉10克（淀粉5克加水）抓匀上浆。

（3）锅内加油烧至四成热，放入猪肝滑散，放入葱（切末）、姜（切末）、蒜（切末）末炒香，烹入料酒，加精盐、白糖、酱油，放入菠菜快速炒匀，加味精，烹入醋，用湿淀粉10克（淀粉5克加水）勾芡，淋入花椒油，出锅装盘即成。

科学的饮食方法让男性更营养

1.品种要多样 任何一种天然食物都不可能提供人体所需的全部营养，因此，大多数男性喜欢吃什么就多吃的这种做法是不对的。常规膳食每天须包括动物性食物、大豆及其制品、蔬菜、水果、谷、薯类等。同一类食物也要经常变换不同的品种，还要与多品种的副食及零食结合混食才健康。

2.食深色食品 男性吃过多淡色天然食品，对人体健康不利，如淡色的蔬菜、糖（精制砂糖）、盐（精制的盐）、精面米等。一般深色、浓色的天然食品，营养价值高，所含维生素、微量元素、无机盐多，对男性有保健作用。

3.勿吃厚味 有些男性爱吃烧、烤、煎、炸等油腻食物，这些食物在人体中难于消化吸收，不仅增加了胃肠的负担，也破坏了天然风味。另外过咸、过腻的食物是高血压、心血管疾病诱发因素。过甜的食品则与肥胖症、糖尿病、心血管病有密切关系。

爱夫之语

妻子要注意猪肝不宜与鱼肉、雀肉、荞麦、菜花、黄豆、豆腐、鹌鹑肉、野鸡同食；也不宜与豆芽、西红柿、辣椒、毛豆、山楂等富含维生素C的食物同食。

甲鱼配冰糖，预防衰老效果好

膳食结构中营养素含量的不足会引起与衰老密切相关的体内免疫系统功能的降低。合理膳食不仅仅能为生命提供能源，而且是长寿的基础。科学、合理的膳食结构将决定着丈夫衰老进程的速度，那预防衰老的食物有哪些呢？妻子又该怎样做给丈夫吃呢？

甲鱼营养价值及功效

甲鱼肉性平、味甘，归肝经。具有滋阴凉血、补益调中、补肾健骨、散结消痞等作用，它是人们喜爱的滋补水产佳肴，无论蒸煮、清炖，还是烧卤、煎炸，都风味香浓，营养丰富。甲鱼还具有较高的药用食疗价值。

1. 甲鱼能“补劳伤，壮阳气。”

2. 甲鱼有较好的净血作用，男性常食可降低血胆固醇，如果男性朋友患有高血压、冠心病，常食则有益。

3. 食甲鱼对肺结核、贫血、体质虚弱等多种病患有一定的辅助疗效。

4. 甲鱼肉及其提取物能有效地预防和抑制肝癌、胃癌、急性淋巴性白血病，手术后病人吃了有好处，可用于防治因放疗、化疗引起的虚弱、贫血、白细胞减少等症。

冰糖炖甲鱼

1. 材料　甲鱼1只约750克，猪夹心肉125克，料酒2汤匙，冰糖125克，酱油约2汤匙，葱段、姜片各适量。

2. 做法

（1）将甲鱼肚皮剖开，去内脏，去头，放入滚水中烫过，取出，将背壳和身上的表皮刷洗干净，带壳斩成块（大的斩8块，小的斩6块），然后用滚水烫一下，拔去血水，取去黄油（黄油腥气最重，必须去净），再用冷水洗清。

（2）烧热油锅，将夹心猪肉切成片，与葱、姜一起下锅略炒，再将甲鱼块放入，排列整齐，下酒，再加3汤匙水，烧至六成熟时，加酱油、冰糖、味精，烧约1小时，待卤汁收至将近二成时，转小火略烤，再转大火（不下生粉），浇上少许香油、猪油翻炒片刻，装碟，整齐地排成两行即可。

此道菜不仅甜味上口，鲜美宜人，而且还含有丰富的蛋白质、脂肪、多种维生素。同时含有本多酸、硅酸等，为男性不可多得的强身剂，对心脏病、肠胃病、贫血等均有疗效，还能预防衰老。

预防男性衰老的食物

1.蜂王浆 科学研究证实，蜂王浆含有延缓衰老的“R物质”，具有刺激间脑、脑垂体和肾上腺，促进组织供氧，增强器官组织的修复力和细胞活力的作用。此外，蜂王浆还含有一种抑制癌细胞的化学成分。常服可使面色红润、皮肤弹性增强。

2.枸杞子 研究发现，枸杞子有抑制脂肪在肝细胞内沉积、促进肝细胞新生的作用。男性每天可用10克枸杞子浸泡代茶饮，也可用干品200克，白酒1.8升、冰糖200克，共置广口瓶内，密封后置阴暗处两个月后饮用，每次1～2盅。

3.黑木耳 现代医学研究证实，黑木耳中含有的水溶性物质——腺苷，能抑制血小板凝集，减少动脉硬化斑和血栓形成。男性常食黑木耳可防治高血脂动脉硬化、高血压、冠心病及心肌梗死、脑栓塞等疾病。

爱夫之语

如果丈夫胆固醇、甘油三酯水平高，妻子可给丈夫食用冬菇、蘑菇和草菇，这些均是食用菌类，属于高蛋白、低碳水化合物类食物，含钾量高，含钠量低，且富含纤维素和不饱和脂肪酸，常食用可降低胆固醇、甘油三酯水平，也能延缓衰老。

猪肉配萝卜，润肤效果好

妻子可能不知道，萝卜这种平常不过的蔬菜如何能润肤呢？这是因为，肠道内大肠杆菌会分解蛋白质产生有毒的氨类物质，吸入血液后加速机体老化，而白萝卜可抑制这种不利因素，从而起到养颜益血的作用；萝卜中的维生素C又能促进皮肤和细胞间的胶原蛋白的生成，减少皱纹的生成。所以，常食萝卜，对妻子和丈夫都有好处。

萝卜的营养价值及功用

我国栽培、食用萝卜的历史悠久。而关于萝卜的大量俗语也广为流传，如："萝卜上市，医生没事"；"萝卜进城，医生关门"；"冬吃萝卜夏吃姜，不劳医生开药方"；"吃萝卜喝茶，气的医生满地爬"；"鱼生火、肉生痰，白菜、萝卜保平安"等。

萝卜为十字花科草本植物，性平微寒，它所含的核黄素及钙、铁、磷等，比梨、橘子、苹果还要高，尤其他的维生素C含量比苹果高10倍，比梨高18倍，因此，有"萝卜赛梨"之说。

1. 萝卜具有防癌、抗癌之功效，研究发现，萝卜中含有一种植物性化学物质萝卜硫素，萝卜硫素可能是目前发现的效果最好的天然抗癌物质，它能刺激细胞制造产生较高的有益酶，使细胞形成对抗外来致癌物侵蚀的膜。此外，萝卜中还含有维生素A、糖化酵素、木质素、硫莱菔子素等对防治癌症也有一定作用。

2. 萝卜具有止咳、化痰、平喘之功效。

3. 萝卜还具有治疗病毒感冒、伤风感冒、胃肠感冒、食物中毒之功效。

猪肉萝卜汤

1.**材料** 猪肉、白萝卜、鸡蛋、香菜、蒜瓣、葱、淀粉、盐、鸡精、食用油、清水。

2.**做法**

（1）瘦肉、肥肉、萝卜分别切丝；葱、蒜瓣、香菜分别切末；鸡蛋打在碗里。将瘦肉丝放一碗里，加少许淀粉及清水拌匀，待用。

（2）肥肉丝置炒锅中开小火炒香、出油。

（3）下葱末及萝卜丝翻炒。炒约1分钟后倒入清水，加少许盐、鸡精。

（4）开锅后，将瘦肉丝下锅划散，将蒜末投入锅中。再次开锅后，淋入搅散的蛋液，装碗洒点香菜碎末即可。

猪肉健脾润肌肤。萝卜具有健胃、消食、化痰、顺气、利尿、解酒、抗癌等功能，还能使人的头发有光泽。适宜于胃满肚胀、食积不消、饮酒过量、便秘、癌症等人食用。

男性润肤的食物

1.**豌豆** 豌豆富含维生素A，能起到润泽皮肤的作用，豌豆荚和豆苗的嫩叶里含有维生素C，它能分解体内的亚硝胺的酶，具有抗癌的作用。

2.**豆芽** 豆芽在发芽的过程中，维他命C会大量的增多，加之原有豆中所含有的植物性蛋白质及维生素B族及钙、磷等物质，对皮肤很有好处。

3.**芹菜** 芹菜热量低，水分含量高，含钾量丰富。芹菜的卡路里很低，含有很多粗纤维，属于碱性的食物，芹菜的绿茎里含有丰富的维他命A及C，还含有氯、钠、钾和镁。钠有保持青春活力的效果，也能使肌肉保持弹性和柔软，芹菜汁还有降血糖的作用。

爱夫之语

大白菜、西红柿、黄瓜、丝瓜等也有润肤的作用，妻子在做菜时用心，在平常的饮食中就能给丈夫的肌肤做“护理”了。

鸡肉配栗子，补血养身

如果丈夫贫血，那么妻子给丈夫做栗子烧鸡是再好不过的一道菜了，鸡肉为造血疗虚之品，栗子重在健脾。栗子烧鸡不仅味道鲜美，造血功能更强，尤以老母鸡烧栗子效果更佳。

栗子的营养价值及功效

每一百克栗子含蛋白质5.7克，脂肪2克，碳水化合物40～45克，淀粉25克。生栗子维生素的含量可高达40～60毫克，熟栗子维生素的含量约25毫克。栗子另含有钙、磷、铁、钾等无机盐及胡萝卜素、B族维生素等多种成分。

1. 栗子中所含的丰富的不饱和脂肪酸和维生素、矿物质，对预防高血压、冠心病、动脉硬化、骨质疏松等疾病有一定作用，是抗衰老、延年益寿的滋补佳品。

2. 栗子含有核黄素，常吃栗子对日久难愈的口舌生疮和口腔溃疡有益。

3. 栗子含有丰富的维生素C，能够维持牙齿、骨骼、血管肌肉的正常功用，可以预防和治疗骨质疏松，腰腿酸软，筋骨疼痛、乏力等，延缓人体衰老是男性理想的保健果品。

4. 栗子是碳水化合物含量较高的干果品种，能供给人体较多的热能，并能帮助脂肪代谢，具有益气健脾，厚补胃肠的作用。

板栗烧鸡

1. **材料** 带骨鸡肉750克，板栗肉150克，绍酒约1汤匙，酱油1汤匙，上汤6杯，淀粉、胡椒粉、香油各适量。

2. **做法**

（1）将净鸡剔除粗骨，剁成长、宽约3厘米的方块。板栗肉洗净滤干。葱切成3厘米段。姜切成长、宽1厘米的薄片。

（2）烧热油锅，烧至六成熟，入板栗肉炸成金黄色，倒入漏勺滤油。

（3）再烧热油锅，至八成熟，下鸡块煸炒，至水干，下绍酒，再放入姜片、盐、酱油、上汤焖3分钟左右。

（4）取瓦钵1只，用竹箅子垫底，将炒锅里的鸡块连汤一起倒入，放小火上煨至八成烂时，加入炸过的板栗肉，继续煨至软烂，再倒入炒锅，放入味精、葱段，洒上胡椒粉，煮滚，用淀粉水勾芡，淋入香油即可。

男性可食用的补血食物

1. **鹌鹑蛋** 补脾养血，强筋壮骨。主治心脾气血两虚，心悸失眠，胆怯健忘，头晕耳鸣，乏力纳少等；此外，对男性血虚筋痿，腰膝无力，关节酸痛，行走不利等也有一定作用。

2. **麻雀蛋** 麻雀蛋，又名雀蛋。补肾阳，益精血。对男性精血亏虚，头晕眩晕，阳痿遗精，小便清长等有一定作用。

3. **猪肝** 补肝，养血，明目。主治肝血不足，面色萎黄，夜盲，视物昏花，目赤干涩，面浮足肿，脚气。

4. **鸡肝** 补肝养血，温补肾气。对男性肝血亏虚，视物昏花，目暗夜盲，肾气虚弱，阳痿早泄，滑精遗尿等有一定作用。

5.猪心 益气养心，补血安神。主治心血亏虚，心悸心慌，精神恍惚，失眠多梦等。

6.兔肝 补肝养血，明目清热。主治肝血亏虚，面色无华，头晕眼花，唇舌淡白，肢体麻木等。

7.鳝鱼 鳝鱼，又名黄鳝。补虚损，祛风湿，强筋骨。主治脾虚血亏，腹冷肠鸣，下痢脓血，或产后恶露淋漓不净，身体羸瘦，或痔瘘等。

爱夫之语

乌贼鱼、牛肝、牛蹄筋、牛骨髓等都对补血有很好的作用，妻子可在每顿饭中适量给丈夫补充，有效防治贫血。

马铃薯烧牛肉，补虚健脾

牛肉是能使人强壮的食品。若丈夫身体虚弱而且智力衰退，那么吃牛肉最佳。而土豆烧牛肉则是一道日常不可多得的好菜，常食用可补气血、健脾胃、补虚弱，是丈夫补身体的佳品。

马铃薯的营养价值及效用

马铃薯又叫土豆，在日常生活中有“地下苹果”之称，被称为世界五大作物之一，它含有较多的蛋白质及少量的脂肪，含有粗纤维、钙、铁、磷、维生素C、维生素B_1、维生素B_2等元素，男性多吃马铃薯，能补气健脾，调中和胃，消炎通便，强身益肾，还能辅助治疗神疲乏力、关节肿痛、胃及十二指肠溃疡、便秘、热性胃病、腮腺炎等疾病，并能防止衰老，预防动脉硬化，预防肿瘤的发生。

牛肉的营养价值及效用

每100克牛肉中含有蛋白质20.1克，脂肪10.2克，钙7毫克，磷170毫克，铁0.9毫克，维生素$B_1$0.07毫克、维生素$B_2$0.15毫克，烟酸6毫克。

其中的蛋白质是牛肉的主要滋补成分，牛肉的蛋白质不只含量大，还质量高，为完全性蛋白质食品。它由人体必需的8种氨基酸组成，且组成比例均衡，因此，人摄食后几乎能被100%地吸收利用。牛肉的脂肪含量比猪肉、羊肉低，在10%左右。组成牛肉蛋白质的氨基酸种类多，结构合理。

中医称，牛肉有补精血、温经脉的作用，能滋养脾胃、强筋健骨、消肿利水。凡中气不足、气血两亏、体虚久病和颜面苍白、面浮腿肿的人，吃牛肉都有助于改善症状。中医认为，牛肉性温味甘，能暖胃，故被视作冬季天寒时进补的佳品。

牛肉的蛋白质中有一种叫肌氨酸的氨基酸，其量比任何其他食品都高，肌氨酸被称作肌肉燃料之源，吸收后能在人体内迅速转化为能量，增强肌力，并能增长肌肉，凸显肉块。因此，想健美的男性运动员以及从事强体力劳动的人，都宜吃牛肉。

马铃薯烧牛肉

1.材料　牛肉500克、马铃薯300克、精盐6克、酱油（油食品）20克、味精2克、白糖15克、葱10克、姜10克、料酒20克、色拉油40克。

2.做法

（1）将牛肉切成约3厘米见方的块，马铃薯去皮切成滚刀块。

（2）炒锅置旺火上，下色拉油烧热，放入葱、姜、牛肉块炒香，加盐、酱油略炒，加入清水（与牛肉相平），旺火烧熟，撇去浮沫，改用小火焖至快烂时，加糖、马铃薯、料酒、味精，继续焖至牛肉软烂即可。

焖烧牛肉时，水要一次加足，先旺火烧沸，再改小火烧烂。此道菜特别适合气血虚弱体质、脾虚弱体质、形瘦体弱、病后体虚、术后调养以及无病强身者食用。

男性健脾的食物有哪些

1.五谷杂粮 粳米、玉米、粟米、高粱、糯米、小麦、大麦、甘薯、黄豆、蚕豆、莲子、荞麦等。

2.肉蛋类 猪肉、猪肚、猪脾、牛肉、牛肚、狗肉、鸡肉、鸭肉、兔肉等。

3.蔬菜类 番茄、红萝卜、白萝卜、生姜、大蒜、韭菜、山药、大头菜、南瓜、香菇等都有健脾功效。

爱夫之语

多吃苹果、香蕉、荔枝、橙子、山楂、木瓜、桃子、无花果、石榴等都有健脾益胃的效果。

豆瓣鲤鱼，补益利水

男性补益的食物很多，而豆瓣鲤鱼这道菜，味甘、性平，可利水消肿、补益利水。这道菜特别适合虚弱体质、痰湿体质的男性食用。如果丈夫体质虚弱或为了强身健体，则妻子可试试这道菜。

蚕豆、鲤鱼的营养价值及效用

蚕豆可制成豆瓣，味甘、性平，有补中益气，健脾利湿，止血降压，涩精止带的功效，可主治中气不足，倦怠少食，高血压等病症。

每百克鲤鱼中，含视黄醇25微克，维生素A25微克，对提高视力有益；此外鱼头中含丰富的卵磷脂，对维护大脑营养、加强记忆颇有好处。鲤鱼味甘、性平，有补脾健胃、利水消肿、清热解毒、止嗽下气的功效，对各种水肿、浮肿、腹胀、少尿、黄疸皆有益；鲤鱼含有丰富的多链脂肪酸，具有降低胆固醇，预防动脉硬化和冠心病的作用；鲤鱼肉中含钾334毫克，可防治低钾血症，增加肌肉的强度。

豆瓣鲤鱼

1. 材料　带骨鲤鱼肉250克，豆瓣酱30克，葱10克，姜10克，蒜10克，湿淀粉15克，酱油10克，醋5克，白糖5克，味精1克，料酒10克，鲜汤75克，色拉油500克（约耗70克）。

2. 做法

（1）将鱼肉切成5厘米长、3厘米宽的块。

（2）将色拉油入锅、呈旺火烧至油热时下鱼块炸黄捞出。锅中留少许油，下葱末，姜末、蒜末、豆瓣酱炒香，加酱油、料酒、白糖、鱼块、鲜汤入味，加味精，用湿淀粉勾芡即成。

炸鱼的油温不宜低，以免鱼肉破碎。葱、姜、蒜、豆瓣酱需用油炒香再下其他的调料和鱼块。

对男性有益的补益食物

补益也就是补阳、补血、补气、补阴等，那么对于男性的补益食物有哪些呢？

1. 鸡肉　鸡肉为食疗上品，以母鸡和童子鸡为佳。

功用：中补脾，滋补血液，补肾益精。主治脾胃阳气虚弱，饮食减少，脘部隐痛，呕吐泄泻，疲乏无力等；肝脾血虚，头晕目暗，面色萎黄，产后缺乳等；肾精不足，腰酸膝软，耳鸣耳聋，小便频数，精少精冷等。

2. 黄牛肉　黄牛肉温补脾胃，益气养血，强壮筋骨，消肿利水。主治脾胃阳虚，脱肛，水肿；精血亏虚，消瘦乏力，筋骨酸软等。

3.韭菜 韭菜为百合科植物韭的叶。又名草钟乳、起阳草或壮阳草等。

功用：补肾壮阳，健脾暖胃。主治肾阳虚弱，腰膝酸冷，阳痿早泄，小便频数等；脾胃虚寒，噎嗝反胃，腹中冷痛，泄泻或便秘等。

4.糯米 古称元米、江米。

功用：补中益气，健脾暖胃，固表止汗。主治脾胃虚寒，反胃，食少，泄泻等；胃表不固，自汗，多汗等；消化道慢性疾病等。

5.虾 补肾壮阳。主治肾阳虚衰，阳痿早泄，性欲减退，腰膝酸软等。

6.麻雀肉 壮阳益精。主治肾阳虚弱，阳痿早泄，腰膝酸冷，小便频数等。

爱夫之语

最常见的鸡蛋、鸭蛋、鸭肉、黄豆、香蕉、荔枝等都能对丈夫起到补益的作用。但妻子要根据各种食物的主要功用决定让丈夫多吃或是少吃。

龙马童子鸡，壮阳补气

龙马精神，是中国人形容精力过人的成语。这里的龙马，实际上就是珍贵的中药材海马。对阳痿早泄、小便次数太多的男性有相当好的疗效。这道膳还能壮阳、益气、补精，增强精力。妻子若给丈夫补身体，那么，这道膳食是再好不过了。

龙马童子鸡

1.材料 海马10克，虾仁15克，童子鸡1只（750克左右）。

2.做法

（1）将海马在温水中浸泡10分钟。

（2）鸡清洗干净，去除屁股、翅膀和头，然后敲断腿骨，从背部剖开，在背脊骨上斩几刀，让鸡的身体平伏下来。接着把鸡放到滚开的水里烫3分钟，以去除血水。

（3）把鸡冲洗干净，放入品锅，鸡的四周放上浸泡过的海马，中间放虾仁，再放1整根的葱和些许姜片，加15克黄酒、少许盐、味精，兑入500克鲜汤，然后盖上锅盖，蒸2个小时，即可食用。

（4）上桌前，把葱和姜片拿掉。

温肾壮阳，补气益精。适用于性欲减退、阳痿、早泄、小便频数、耳鸣目眩、腰膝软弱无力或冷痛的男性。

男性壮阳补气的其他食物

除了龙马童子鸡这道菜谱外，海参鸽蛋汤也是很好的男性壮阳补充的食物。首先准备材料肉苁蓉20克，海参150克，红枣4枚（去核），鸽蛋12个，盐少许。将海参预先用水发透，去内脏、内壁膜、用水洗干净备用；鸽蛋先入清水锅中，煮熟，捞出，放入冷水内浸一下，剥去壳，备用；肉苁蓉用清水洗干净，切片备用；红枣四枚，用清水洗干净，去核，备用；将以上所有材料一起放入瓦煲中，加入适量清水，中火煲3小时，加入盐少许调味即可。这道菜对男性精血亏损、虚劳、阳痿、遗精等有疗效。

1.狗肉 狗肉味甘、咸，性温，具有益脾和胃、滋补壮阳作用。用黑豆烧狗肉，食肉饮汤，可治疗阳痿早泄。但狗肉性温热，多食可上火。凡热疡及阳盛火旺者，不宜食用。

2.羊肉 羊肉是男性冬季的进补佳品。将羊肉煮熟，吃肉喝汤，可治男性五劳七伤及胃虚阳痿等，并有温中去寒、温补气血等功效。

3.泥鳅 泥鳅含优质蛋白质、脂肪、维生素A、维生素B_1、烟酸、铁、磷、钙等。其味甘，性平，有补中益气、养肾生精功效。对调节性功能有较好的作用。泥鳅中含一种特殊蛋白质，有促进精子形成作用。成年男性常食泥鳅可滋补强身。

4.虾 虾味道鲜美，补益和药用作用都较高。祖国医学认为，其味甘、咸，性温，有壮阳益肾、补精之功。凡久病体虚、气短乏力、不思饮食者，都可将其作为滋补食品。男性常食虾，有强身壮体效果。

5.鱼类 早在古罗马时期，人们就发现鱼类是滋养性欲的理想食品，特别是鲨鱼肉，作为性爱的“催化剂”至今仍享有盛誉。研究表明，鱼肉含有丰富的磷和锌等，对于男女性功能保健十分重要，有“夫妻性和谐素”之说。

6.韭菜 韭菜不仅质嫩味鲜，营养也很丰富。韭菜籽为激性剂，有固精、助阳、补肾、治带、暖腰膝等作用，适用于阳痿、遗精、多尿等疾患。用韭菜籽研粉，每天早晚各服15克，开水送服，对治疗阳痿有效。

7.海藻 海藻中的含碘量超过任何其他动植物，而碘缺乏或不足会导致男性性功能衰退、性欲降低。因此，要经常食用一些海藻类食物，如海带、紫菜、裙带菜等。

8.大葱 现代医学研究表明，葱的营养十分丰富，它含有各种植物激素及各种维生素，能保证人体激素分泌正常，从而起到壮阳补阴的作用。

9.蜂蜜 含有生殖腺内分泌素，具有明显的能使性腺活跃的生物活性。因体弱、年高而性功能有所减退的男性，可以坚持服用蜂蜜制品以得到改善。

爱夫之语

鸡蛋在日常生活中太常见不过了，妻子可能知道它是一种高蛋白食物，但可能不知道鸡蛋蛋白质的人体吸收率高达99.7%（牛奶仅为85%）。并且鸡蛋是增强人体性功能的最佳营养添加剂。所以丈夫要补肾，鸡蛋的作用就不小。

炸核桃鸭子，补肾补虚

核桃的营养价值很高，如何用核桃给丈夫补肾补虚呢？炸核桃鸭子就是很好的一道菜，它对肾虚阳痿有极好的疗效，丈夫进补不妨试试这道菜。

核桃的营养价值及效用

1.改善消化系统功能 核桃中含有大量的多不饱和脂肪酸，丰富的维生素A、D、E、F、K和胡萝卜素等脂溶性维生素及抗氧化物等多种成分，并且不含胆固醇，因而，人体消化吸收率极高。它有减少胃酸、阻止发生胃炎及十二指肠溃疡等病的功能；并可刺激胆汁分泌，激化胰酶的活力，使油脂降解，被肠黏膜吸收，以减少胆囊炎和胆结石的发生。

2.保护皮肤 核桃富含与皮肤亲和力极佳的角鲨烯和人体必需脂肪酸，吸收迅速，有效保持皮肤弹性和润泽；核桃中所含丰富的单不饱和脂肪酸和维生素E、K、A、D等及酚类抗氧化物质，能消除面部皱纹，防止肌肤衰老，有护肤护发和防治手足皲裂等功效，是可以“吃”的美容护肤品。

此外核桃还有促进血液循环、提高内分泌系统功能、防癌、防辐射、预防心脑血管疾病、健脑等作用。

鸭肉的营养价值及效用

鸭肉是一种美味佳肴，适于滋补，是各种美味名菜的主要原料。人们常言“鸡鸭鱼肉”四大荤，鸭肉蛋白质含量比畜肉含量高得多，脂肪含量适中且分布较均匀。鸭肉中的脂肪酸熔点低，易于消化。所含B族维生素和维生素E较其他肉类多，能有效抵抗脚气病，神经炎和多种炎症，还能抗衰老。鸭肉中含有较为丰富的烟酸，它是构成人体内两种重要辅酶的成分之一，对心肌梗死等心脏疾病患者有保护作用。

炸核桃鸭子

1.材料　核桃仁200克，马蹄150克，老鸭1只，鸡肉泥120克，蛋清适量，玉米粉、绍酒、盐少许。

2.制法

（1）将老鸭宰杀后，洗净内脏，由滚水拖一遍，装入盘内，放葱、姜、食盐、绍酒，上笼蒸熟后取出。

（2）将老鸭对半切开，另用蛋清、玉米粉、绍酒调成糊状，再把核桃仁、马蹄剁碎加入糊中，拌匀后，铺在鸭内膛上。

（3）将鸭子放入大油锅中用温火炸酥，成金黄色捞出，用刀切成条块，放入盘内，以蔬菜拌边。

男性补虚的食物有哪些

1.荔枝　中医以为，荔枝味甘，性温，男性常食有补益气血、添精生髓、生津和胃、丰肌泽肤等功效。荔枝既是健身益颜的保健水果，又可用于治疗男性病后津液不足及肾亏梦遗、脾虚泄泻、健忘失眠诸症。

现代医学研究发现，荔枝除了能改善人的消化功能，改善人体血液循环，润肌美容等作用，还可改善男性的性功能，用于治疗遗精、阳痿、早泄、阴冷诸症，并可改善机体的贫血状况，以及肾阳虚而致腰膝酸痛、失眠健忘等症。

2.羊肾　羊肾又名羊腰子。有生精益血、壮阳补肾的功效。含有丰富的蛋白质、脂肪、维生素A、维生素E、维生素C、钙、铁、磷等。其味甘，性温。羊肾补虚损，阴弱，壮阳益肾，对于肾虚阳痿者有好处。

3.枸杞子　枸杞子又名枸杞。中医认为枸杞子可用于治疗男性肝肾阴虚、头晕目眩、视物昏花、遗精阳痿、面色暗黄、须发枯黄、腰膝酸软、阴虚劳嗽等症。男性常服枸杞子，可延缓衰老、美肤益颜及提高性功能。枸杞子有兴奋性神经作用，性欲亢进者不宜服用。

爱夫之语

俗话说：天上的龙肉，地上的驴肉。驴肉味道鲜美，是一种高蛋白、低脂肪、低胆固醇肉类。中医认为，驴肉性味甘凉，有补气养血、滋阴壮阳、安神去烦功效。给丈夫补虚，驴肉也是不错的选择。

虫草炖鸭，补肾养精

用冬虫夏草给丈夫补身体，妻子想过吗？冬虫夏草是一种传统的名贵滋补强身的补品，人们常将其与人参、鹿茸列为三大补品。那么妻子该怎样做呢？虫草炖鸭就一个不错的选择。

冬虫夏草的营养价值及效用

冬虫夏草在古代也称之为雪蚕、冰蚕、雪蛆、冰蛆，是一种名贵的中草药。虫草性甘、温平、无毒，是著名的滋补强壮药，常用肉类炖食，有补虚健体之效。适用于治疗肺气虚和肺肾两虚、肺结核等所致的咯血或痰中带血、咳嗽、气短、盗汗等，对肾虚阳痿、腰膝酸疼等亦有良好的疗效，也是男性体弱者的滋补佳品。

1. 用于肾虚腰痛，阳痿遗精。可单用浸酒服，或配伍淫羊藿、巴戟天、菟丝子等同用。有补肾助阳益精之效。

2. 用于肺虚或肺肾两虚之久，劳嗽痰血。能补益肺肾，平定喘嗽，止血化痰。治劳嗽痰血，常配北沙参、川贝母、阿胶等；治喘咳短气，常与人参、胡桃肉、蛤蚧等同用。

此外，病后体虚不复，自汗畏寒等，可以同鸭、鸡、猪肉等炖服，有补虚扶弱之效。因冬虫夏草属甘温之品，凡外感发热、湿热内盛者不宜服用。

冬虫夏草炖鸭

1.材料 冬虫夏草10克，老雄鸭1只，生姜、料酒、葱白、胡椒粉、食盐适量。

2.做法

（1）将鸭宰杀，去净毛和内脏，清洗干净，剁去鸭爪，在开水中过一下，捞出晾凉。

（2）冬虫夏草用温水洗干净，生姜、葱切好待用。将鸭头顺颈劈开，取冲下曹和生姜、葱白一起装入鸭头内，再用棉线缠紧，余下的冬虫夏草和生姜、葱白一起装入鸭腹内。

（3）在炖盅内加入清汤、食盐、胡椒粉、料酒调好味，用湿棉纸密封盆口，约3小时，取出后去掉棉纸，捡出生姜、葱白即成。

男性养精的食物

现代医学研究发现，精液含有精氨酸、多种维生素、激素、酶、胆碱、锌及钙元素等50多种物质。

1.多吃含锌的食物 锌是精子代谢所必需的物质，并能增强精子的活力。男性可多食富含锌的食物，如牡蛎、虾、蛤、贝类、动物肝、胡桃仁、牛乳、豆类、麸皮及莲子等。牡蛎肉中锌含量居众物之冠，男性多吃这种食物有助于精子的核酸与蛋白质代谢，并能提高性能力。但是，男性锌的用量每天不能超过15微克，过量服用锌会影响人体内其他矿物质的作用。

2.多吃富含精氨酸的食物 精氨酸是构成精子头产的主要成分，并能提高精子活动的能力。富含精氨酸的食物有海参、鳝鱼、泥鳅、墨鱼及芝麻、山药、银杏、豆腐皮、冻豆腐、花生仁、葵花子、榛子等。如海参自古被视为补肾益精、壮阳疗痿之珍品。

3.食用含有镁的食物 镁有助于调节男性的心脏活动、降低血压、预防心脏病、提高男性的生育能力。含镁较多的食物有大豆、马铃薯、核桃仁、燕麦粥、通心粉、叶菜和海产品。建议男性早餐应吃2碗加牛奶的燕麦粥和1个香蕉。

4.多吃含有果糖的食物 如果男性精液中果糖含量低，就会引起死精症。果糖在蜂蜜及各种水果，如梨、苹果、葡萄、菠萝、甜橙中含量尤丰，男性须注重摄入。历代中医推荐的益精、壮阳、填精之品，如河虾、雀肉、牛肉、狗肉、鱼鳔、胡桃及韭菜、枸杞等也可选食。

爱夫之语

钙元素对精子的运动、获能、维持透明质酸酶的活性及在受精过程中起着举足轻重的作用。若机体缺钙，会使精子运动迟缓，精子顶体蛋白酶的活性降低。所以，妻子也应注重让丈夫多摄食些富含钙的食物，如牛奶、豆制品、酥鱼、排骨汤、紫菜、虾皮、海带、裙带菜、金针菜、香菇、芥菜、芫荽、甜杏仁、葡萄干等。

黑木耳蒸瘦肉，巧吃抗疲劳

随着生活节奏的愈发紧张，当男性过度的体力或脑力劳动以后，会产生困倦、疲惫的感觉，并逐渐出现各系统功能的不协调，特别是代谢失衡，以致造成明显的神经-内分泌紊乱现象，影响到体能和工作效率下降，此时虽未发现明显的器质性病变，但已处于“亚健康”状态，妻子这时如不引起重视，久则可引发疾病。

黑木耳蒸瘦肉

1.材料 黑木耳30克，瘦猪肉100克，盐、料酒、味精少许，生姜，葱、味精、胡椒粉少许。

2.做法

（1）先将黑木耳洗净，用清水浸发。猪肉，用温水洗过，切片，加盐、料酒、味精少许，拌匀。

（2）将木耳、肉片一并放碗中，加生姜片，隔水蒸熟后去生姜，加葱、味精、胡椒粉调和，即可装盆，佐餐食用。

黑木耳含有蛋白质、脂肪、糖、粗纤维、钙、磷、铁、胡萝卜素等营养素，功能补肾、润肺、养心，有防治动脉硬化、高血压的功效。猪瘦肉，富含蛋白质，营养丰富，功能滋阴补虚，与黑木耳配伍，味鲜可口，是男性上好的食疗佳品。坚持食用，对形体瘦弱、腰酸神疲、失眠、多梦等疲劳症状，有一定的调治作用。

男性吃什么可以抗疲劳

中医认为“劳碌耗损脾气”、“思虑劫伤脾阴”，因此，体力和脑力劳动都可以使人产生倦怠乏力。所以，凡能够补脾、养阴的食物，对消除疲劳都是有好处的。饮食是最好的抗疲劳方法，从营养学角度分析，食品中如果富含糖、蛋白质和不饱和脂肪酸，则都有抗疲劳的功效。

1.多吃动物肝脏 动物的肝脏含有丰富的营养成分。例如100克鸡肝，就含有蛋白质18.2克，脂肪3.4克，还含有维生素A、维生素B_1、维生素B_2、钙、磷、镁及胆碱等元素，男性经常食用能抗疲劳、强体质。此外动物肝脏还能用来治病，如“兔肝丸”、“羊肝丸”之类，可治贫血、视物不清、夜盲等症。动物肝脏的吃法很多，可以蒸、炝、炒、炖、烩等。

2.高蛋白食物 含有高蛋白的食物有豆腐、牛奶、猪牛羊肉、家禽肉、鱼类等。热量消耗过大会使男性疲劳，而及时补充热量，则有助于消除疲劳。

3.碱性食物 如水果、蔬菜。疲劳由环境偏酸造成，多食碱性食物能中和酸性环境，降低血液肌肉的酸度，增加耐受力，消除疲劳。

4.富含维生素的食物 鲜枣、柑橘、番茄、土豆、肉类、动物肝肾、乳制品、豌豆、红薯、禽蛋、燕麦片、菠菜、莴苣等食物富含维生素，有很出色的抗疲劳能力。

5.其他滋补品和小食品 人参、银耳可补气活血、改善神经系统、减轻男性疲劳；麦芽可增强耐力和条件反射能力，使男性反应灵敏。

爱夫之语

咖啡因能增加呼吸频率和深度，促进肾上腺分泌，兴奋神经系统，因而能增强抗疲能力。含咖啡因食物有茶叶、咖啡、巧克力。妻子可给丈夫这些食物以缓解疲劳，但是由于咖啡因有刺激作用，最好还是让丈夫用以上介绍的食物来抗疲劳。

黄花鱼炖豆腐，提高男性记忆力

饮食不仅是维持生命的必需品，而且在大脑正常运转中也发挥着十分重要的作用。有些食物有助于发展人的智力，使人的思维更加敏捷，甚至能够激发人的创造力和想象力。妻子可能会说这些食物不好买，其实一些有助于补脑健智的食品，并非昂贵难觅，而恰恰是廉价又普通之物，日常生活随处可见。

黄花鱼炖豆腐

1.材料 黄鱼750克，卤水豆腐750克，豆瓣酱适量，葱、姜、蒜、干辣椒各适量，八角少许。

2.做法

（1）黄花鱼去鳞，剖腹，去内脏和鳃，洗净控干。鱼身双面侧打花刀，豆腐切大块，葱切段姜切片备用。

（2）起油锅，油温热时，下入葱姜蒜、八角和干红辣椒爆香；下入两勺豆瓣酱小火炒出香味；加鱼加水，水要没过鱼身，大火烧开；调入料酒、糖和醋，继续中火炖煮至汤汁过半。添加豆腐，添加适量盐，继续用中火炖煮；至汤汁基本收干，调入味精，撒上葱花出锅。

增强男性记忆力的食物

1.鸡蛋 研究发现，大脑活动功能，记忆力强弱与大脑中乙酰胆碱含量密切相关。鸡蛋为什么能提高记忆力呢？这是因为，当蛋黄中所含丰富的卵磷脂被酶分解后，能产生出丰富的乙酰胆碱，进入血液又会很快到达脑组织中，可增强记忆力。研究证实，男性每天吃1～2只鸡蛋就可以向机体供给足够的胆碱，对保护大脑，提高记忆力大有好处。

2.牛奶 牛奶是一种近乎完美的营养品。它富含蛋白质、钙，及大脑所必需的氨基酸。牛奶中的钙最易被人吸收，是脑代谢不可缺少的重要物质。此外，它还含对神经细胞十分有益的维生素B_1等元素。如果用脑过度而失眠时，睡前喝一杯热牛奶有助入睡。

3.鱼类 鱼类可以向大脑提供优质蛋白质和钙。淡水鱼所含的脂肪酸多为不饱和脂肪酸，不会引起血管硬化，对脑动脉血管无危害，相反，还能保护脑血管、对大脑细胞活动有促进作用。

4.花生 花生富含卵磷脂和脑磷脂，它是神经系统所需要的重要物质，能延缓脑功能衰退，抑制血小板凝集，防止脑血栓形成。实验证实，常食花生可改善血液循环、增强记忆、延缓衰老，是名副其实的“长生果”。

5.小米　小米中所含的维生素B_1和B_2分别高于大米1.5倍和1倍，蛋白质中含较多的色氨酸和蛋氨酸。如果男性平时常吃点小米粥、小米饭，将益于脑的保健。

6.玉米　常吃些玉米尤其是鲜玉米，具有健脑作用，这是因为玉米胚中富含亚油酸等多种不饱和脂肪酸，有保护脑血管和降血脂作用。玉米中还含有较高谷氨酸，能帮助促进脑细胞代谢。

7.菠菜　菠菜也属于健脑蔬菜。这是因为，菠菜中含有丰富的维生素A、C、B_1和B_2，是脑细胞代谢的“最佳供给者”之一。此外，菠菜还含有大量叶绿素，也具有健脑益智作用。

8.菠萝　男性常吃菠萝有助于提高注意力，菠萝含有很多维生素C和微量元素锰，而且热量少，常吃有生津、提神的作用。

爱夫之语

人们常说，黄花菜是“忘忧草”，能“安神解郁”，这说明黄花菜也有提高记忆力的功效，但妻子应注意黄花菜不宜生吃或单炒，以免中毒，以干品和煮熟吃为好。另外一些调味品如味精、辣椒等也有助于丈夫提高记忆力。

红豆冬瓜汤，日常膳食巧减肥

大多数男性工作后，常出现应酬比较多的情况，经常大鱼大肉，加之缺少锻炼，就会造成肚大、脖粗的体形。体形难看点倒不是要紧事问题，但伴随而来的往往是高血脂、高血压、脂肪肝等一些疾病。这些疾病会给家庭生活带来痛苦和麻烦，聪明的妻子该怎样给胖丈夫调养呢？

红豆冬瓜汤

1.材料 冬瓜400克，红豆200克。盐少许。

2.做法

（1）冬瓜洗净去皮，切块；红豆洗净，浸泡6个小时后备用。

（2）锅中放入适量水烧开，倒入红豆煮熟。

（3）将冬瓜块放入锅中，开盖中火煮至冬瓜变透明，加盐调味即可。

3.吃法 晚餐时食用，配合清淡饮食。

男性多吃有利于减肥，并可预防及治疗脚肿。红豆富含维生素B_1、维生素B_2、蛋白质及多种矿物质，有补血、利尿、消肿、促进心脏活化等功效。其钾离子成分可增加肠胃蠕动，减少便秘促进排尿，消除心脏或肾病所引起的浮肿；冬瓜本身也是很好的利尿食物。

有利于男性减肥的饮食方式

1.喝汤减肥 研究发现，男性每周至少4次以汤代饭，仅仅10周左右就能减掉男性将近20%多余体重，这是因为，汤能进入胃中充分贴近胃壁增强饱腹感，从而反射性地兴奋饱食中枢，抑制摄食中枢，从而减少食物摄入量。

2.饭前吃水果 水果中含有丰富的糖类，男性在饭前吃，这些糖类会在体内转化成葡萄糖并被人体迅速吸收，补充人体所需能量。另外水果中的粗纤维能给胃一种“饱胀”感，会缓解男性吃饭时的旺盛食欲，加之粗纤维在体内无法被吸收，从而起到减肥作用。所以，男性每日用餐前1小时吃一些水果是一种简便有效的减肥方法。

3.蔬菜餐减肥 男性吃饭时可完全以蔬菜为主，不吃谷类及肉类食物。一般情况下，男性每日吃一顿即可减少2090千焦左右热能。因为，蔬菜中维生素和微量元素丰富，男性这样吃不会因为减肥而缺乏维生素和微量元素。

4.巧妙搭配食物 有一种“高蛋白减肥法”，即男性可尽情地吃鱼、肉、蛋等高蛋白食物，但不能同时吃米饭或面粉类食物，因为，这类食物含糖多。在这种方法中男性要做到在一餐中不要把不相配食物一道吃下去，如肉、牛排、全脂牛奶等（油脂类食物）可与蔬菜、豆类食物同食但决不能与米、面粉等（糖类）同食。

5.细嚼慢咽　常听起人们说细嚼慢咽对身体有好处，那么细嚼慢咽还能起到减肥的作用吗？当人们咀嚼某些食物达5分钟之久时，食欲就会大大下降，加之胃部神经要经过一段时间才会把饱胀信息传给大脑，因此，吃慢点就会更快地感到饱胀。这样就可减少食物摄入量从而达到减肥目的。

多吃碱性食物有利于减肥

在正常状态下，人类的血液和体液都稍偏碱性，当身体pH值保持在7.35～7.45时人体健康才处于最状态佳，含钾、钠、钙、镁等金属元素较多的食物称为“碱性食物”。这些食物中的有机酸参与体内代谢，在人体内氧化后，会产生氧气、二氧化碳和水排出体外，剩下的金属离子能使体液的碱度升高。

1.蔬菜类　冬瓜、番茄、南瓜、黄瓜、萝卜、菠菜、白菜、卷心菜、油菜、芹菜、莲藕、洋葱、茄子、马铃薯等。

2.水果类　如苹果、梨、香蕉、桃子、草莓、梅子、李子、柿子、葡萄、柑橘、柚子、柠檬。

3.豆及豆制品　如豆腐、豌豆、大豆、绿豆。

另外蘑菇、竹笋、栗子、茶叶、咖啡、葡萄酒等也是碱性食物，红薯是强碱性食物。

爱夫之语

丈夫多吃海藻类食物也能起到减肥作用。海藻类食物还含有丰富的体内所必需的氨基酸、矿物质、维生素等，另外海藻类食物不管是凉拌还是做汤都非常可口。

Chapter 5 正视疾病——丈夫常见病防治与保健

一项调查结果显示，80%的人认为成年男性疾病多发的年龄段为25～45岁。此外，70%的被调查者忽视男性专项体检，他们认为平常只需到医院做常规体检就可以了，没必要再到医院进行男性专项体检。常规体检不能代替男性专项体检，男性在做常规体检后，还需要进行男性专项体检。另外一项调查显示，当问起“您认为患有男性疾病是一件很没面子的事情吗”时，75%的男性被访者回答“是”，只有少数人回答“无所谓”或“不是”。在回答“假如怀疑自己患有男性疾病或性传播疾病，您会怎么办”时，多数男性回答会去正规医院就诊，但也有不少人称自己会买药治疗或者是找一些保密性好一点的私人诊所。其实，男性疾病并不可怕，最主要的是应以正确的心态面对它，妻子在日常生活中可帮助丈夫做好常见病的防治与保健，让丈夫远离男性常见病的侵扰。

让丈夫远离多“难”的前列腺病

前列腺对男性的免疫功能是至关重要的，如果前列腺发生病变，磷酸酶遭受破坏，男性便会降低或失去自身免疫功能。同时，前列腺分泌的前列腺液占精液总量的1/3以上，具有液化精子的特殊功能。前列腺是男性的一个极其重要的器官，它决定着男性的性功能，是男人的“生命腺”。那么如何护理好它呢？这就需要平时多预防了。

多“灾”多“难”的前列腺

1.青壮年时期的“苦痛”缠身 青壮年时期，前列腺易发生的疾病为急、慢性前列腺炎。其他的疾病还有前列腺囊肿、疼痛等。急性前列腺炎症状根据不同的感染途径表现也有所不同。其症状一般可分为局部症状、尿路症状、直肠症状、全身症状及性症状五类。经过一般的对症治疗后，急性前列腺炎症状常于1～2周内消退。

慢性前列腺炎的症状有前列腺溢液、排尿刺激症状、疼痛、性功能障碍及神经衰弱等。根据临床资料分析，慢性前列腺炎症状是由炎症导致的前列腺局部病理改变引起的，许多男性把慢性前列腺炎症状误解为前列腺炎的并发症，以至于在求治中表现出操之过急或盲目就医是不可取的。慢性前列腺炎好发于20～40岁青壮年男子，发病率甚高。据统计，35岁以上男性35%～40%患有此病。

前列腺炎引起的危害主要有：

①引起局部不适。这是最基本也是程度最轻的伤害。如排尿不适、局部症状、放射痛等。

②生理功能减退，精神神经症状也是前列腺炎的危害之一。

③前列腺炎和睾丸炎常同时存在时，会影响生育。

④引发全身症状和不适，甚至导致尿毒症、肿瘤等恶性疾病。

2.中老年时期的“多灾多难” 随着男性年龄的增长，40岁以后的男性开始发生增生的病理改变，50岁以后出现相关症状。男性到了老年时期，随着睾丸功能退化、激素水平的降低，前列腺炎的发病率会明显下降，良性前列腺增生症的发病率则明显升高。

男性进入中老年后，除了急慢性前列腺炎以外，还经常会遭遇到前列腺肥大和前列腺癌的侵害。很多男性认为在前列腺发育成熟后就会停止生长，其实并不是这样，前列腺的一生都是在不断成长着的。所以，当男性进入中老年以后，还要面临着前列腺增生的威胁。50岁以上男性中，50%会出现前列腺增生症，到了80岁，该比例可达到90%。

预防前列腺炎的六大“绝招”

1. 祛除原发病灶是防治前列腺炎症的关键：尿道炎、扁桃腺炎、咽喉炎等“炎性因子”可通过血液循环，寄居在前列腺内以致发炎；包皮过长和包茎、感染性痔疮也是感染前列腺的不容忽视的来源。

2. 避免不必要的滥用“消炎药”：乱用消炎药，可大量杀灭体内的正常菌群，抵抗外来致病菌的能力就会削弱，本不该发生“细菌性”的，却提供了发生的“温床”，严重者可产生“耐药性”、“多种细菌性”的前列腺感染。

3. 不要给前列腺“刺激”：酒精、辛辣食物引起前列腺血管扩张、水肿，会加重或诱发前列腺炎。另外不要久坐，天凉时应注意预防前列腺受“冷刺激”而发病。

4. 排精适度：男性未有性伴的，可适度手淫，有性伴的，要有规律的性生活。

5. 避免局部的医疗检查与治疗。

6. 培养良好的心理状态。

爱夫之语

资料显示，20～50岁患前列腺炎的男性几率达5%～25%，几乎像感冒一样，男性朋友都不同程度患过前列腺炎症。所以，妻子要提醒丈夫要像保养自己心爱的汽车一样保养前列腺，预防炎症的发生或复发。

合理饮食，提防糖尿病

糖尿病是一种常见病，随着生活水平的提高，糖尿病的发病率逐年增加。发达国家糖尿病的患病率已高达5%～10%，我国的患病率也达到了3%。糖尿病是现代疾病中的第二杀手，对人体的危害仅次于癌症，而且现在的糖尿病有扩大化和年轻化的倾向。作为妻子，如何让丈夫远离糖尿病的侵扰呢？这就需要平时从饮食方面多加注意了。

富贵病——糖尿病

1.什么是糖尿病　糖尿病是以持续高血糖为基本特征的一种综合性病症。由于胰岛素供应不足或胰岛素不能发挥正常生理作用，体内糖、蛋白质及脂肪代谢就会发生紊乱，引发糖尿病。

2.糖尿病的典型症状　“三多一少”：多尿、多饮、多食、体重减轻。随着糖尿病得病时间的延长，加上身体内的代谢紊乱得不到很好的控制，会引起神经、眼、肾、血管和心脏等组织、器官的慢性并发症。

3.生活方式的改变造成患病率增高　在过去的20年里，中国人的膳食结构和饮食行为发生了深刻的变化，居民平均每天动物性食品的摄入量由66克增加到160克，动物性脂肪增加非常快。这种高脂、高蛋白、高热量的饮食和少动等现代行为生活方式必然会导致超重或肥胖。研究发现，体力活动越少，糖尿病的患病率越高。因此，在以脑力劳动为主的人群中，糖尿病发病率较体力劳动人群高，此外心理和社会压力可通过神经内分泌途径引起胰岛素抵抗，引发糖尿病。另外，男性一些不良的生活习惯，如大量吸烟、饮酒也是糖尿病可变的、非独立的危险因素。

在日常饮食中预防糖尿病

1.控制“肚子里的一包油”

（1）用非优势手吃饭，即平时用右手使筷子的人，可换用左手。此种方法可控制吃饭速度，避免因进食太快而导致胰岛素分泌速度加快，加强肠道吸收营养的能力，最终导致脂肪快速积累。

（2）餐前先喝一碗汤，缓解饥饿感。人越饿，吃得越快，也越容易吃过量。

（3）晚上严格控制碳水化合物的摄取量，尤其是不要加餐吃夜宵，这是因为晚上脂肪合成的效率是早晨的十几倍，因此，不建议晚上吃太多。

2.“慢餐”加“控制热量” 所谓“慢餐”是和快餐相对而言的，提倡人们进餐时细嚼慢咽，放慢生活节奏，从而卸下压力、放松身心。不过放慢进食速度，吃完一道菜再吃一道，有助消化吸收，却无法减少食量。“慢餐”的关键是控制总热量的摄入，可通过放缓进餐速度而控制过于旺盛的食欲，减少食量。

爱夫之语

预防糖尿病，妻子除了让丈夫控制食物总热量外，还应合理安排各种营养成分，以达到他身体的营养需求。可让丈夫少量多餐，多吃高纤维食物（利于保持餐后血糖不至于太高，而且还有降低体重和通便的作用）、清淡饮食，尽量做到不喝酒、不吸烟。

防治阳痿、早泄

据最新权威调查显示，30～40岁的男性中有性功能障碍的占20%～30%。阳痿、早泄是身体功能严重下降的结果，从性功能障碍的病因来看，涉及面很广，如神经、精神因素，内分泌功能、性器官等。预防胜于治疗，只要妻子让丈夫在生活和饮食中多加注意，就可避免阳痿、早泄的发生。

什么是阳痿、早泄

早泄是指射精过早，所谓过早是相对而言，它牵涉到夫妇双方的年龄、体质、情绪、性生活经验等因素，目前认为的一般有两种：一种是“未交先泄”是指性交时阴茎尚未进入女方阴道就发生射精；第二种是“乍交即泄”即性交不到半分钟精液即射出。阳痿是临房阴茎不能勃起或勃起不坚，或坚而不久，以致不能完成正常性交的一种病症，为最常见的男性性功能障碍。

什么原因会引起早泄

引起早泄的原因大多为脊髓中枢兴奋增强或大脑病理性兴奋所致，少数是由器质病变所导致的，现分述如下：

1.**精神因素** 长期性的纵欲过度、手淫过频、情绪紧张、激动引起皮层中枢性兴奋增强，脊髓射精中枢兴奋性也增高，引起早泄。

2.**局部刺激** 阴茎包皮过长，内裤太紧对阴茎头龟头刺激。

3.**器质性病变** 如：尿道炎、前列腺炎、精囊炎、精阜炎等炎症的刺激。

除此之外，若体质欠佳，大病初愈，性兴奋和反射性射精活动降低，也会导致一过性生活就早泄。

预防阳痿、早泄具体措施

1.吃食物有讲究　含维生素B_1高的食物，能维持神经系统兴奋与抑制的平衡，所以男性应多吃。多食海鲜、豆制品、鱼、虾等助阳填精食品，增强体质。戒酒，避免辛辣刺激。

2.夫妻双方学习掌握有关性的知识　了解男女之间性反应的生理性差异，适当掌握性生活中的必要性技巧。

3.加强夫妻思想和感情的交流　夫妻之间及时消除隔阂与误会，偶然出现早泄，妻子可安慰、谅解、关怀丈夫，温柔体贴地帮助丈夫克服恐惧、紧张、内疚心理，切忌埋怨、责怪。

4.保持心情舒畅　妻子可分散丈夫对性生活的注意力，有助于延缓射精。另外努力营造好温馨、良好的家庭氛围和幽静的性生活环境，男性每次性生活不要有紧张、焦虑心理。

5.克服过度手淫的不良习惯　预防阳痿、早泄避免情思过度，做到房事有节，起居有常。改变同房时间，不但要合理，而且选择在精力充沛的时候，比如早晨等。积极治疗可能引起早泄的各种器质性疾病，从根本上避免早泄的发生。

阳痿、早泄的饮食治疗

1.大虾烹韭菜

（1）材料：鲜虾250克，鲜嫩韭菜100克，醋适量，植物油、黄酒、酱油、生姜丝各少许。

（2）做法

①虾洗净取仁，韭菜洗净切段；先用热油锅煸炒虾仁，然后入醋等其余调味品，稍烹即可。

②将韭菜煸炒至嫩熟为度，烩入虾仁即成。

补虚助阳，适用于阳痿、不育症、不孕症的辅助治疗。

2.红参熟地汤　红参10克，熟地30克，黄芪25克，白术15克，巴戟15克，山茱萸10克，柏子仁10克，五味子5克，远志5克，肉桂5克，枸杞15克，乌药15克。水煎服，每日1剂，早晚分服，1周为1疗程。

此汤可主治老年男性的阳痿。

爱夫之语

为预防此疾病，妻子应建议丈夫坚持健身运动，不吸烟、不酗酒，因为，长期吸烟、酗酒过度，体内摄入酒精和尼古丁等有害物质过多，会构成对精子、睾丸及生殖器官末梢血管等方面的影响。

姿势正确，腰间盘不“突出”

很多从事白领行业的男性都是腰间盘突出症的患者，这和他们长期从事的工作有关，这些人群长期坐着工作，又不保持良好的姿势，很容易腰酸背疼，以致引发腰间盘突出症。妻子在平时生活中可纠正丈夫的坐姿、站姿等，以预防这种病的发生。

正确的姿势能预防腰椎间盘突出，主要有以下三点：

坐如钟

整天面对电脑工作的男性，应当学会盲打。击打键盘时，要挺胸抬头，肩膀放松，腰部自然挺直，像弹钢琴一样放松。常见到男性朋友打字时低头哈腰，扭着身子，这都是不正确的坐姿。尤其耷拉着肩膀拱腰坐的男性要注意了，腰部的髓核向后突出，时间一久，会造成腰部肌肉劳损、椎间盘退行性病变，很容易发生椎间盘突出。

长时间坐着工作的男性除了要注意坐姿和经常活动腿外，从座位起立时，应先将上身前倾，两足向后，使上身力量分布在两足，然后起立。

立如松

长时间站立工作的男性，应适当将双臂上伸和做蹲体动作，这样可使腰部骨关节及肌肉得到调节，消除疲劳，延长腰肌耐力。经常需要长期站立的男性还应学会“站立平腰保护法”，即轻轻收缩臀肌，双膝微弯，此时骨盆即转向前方，腹肌内收，腰椎生理前凸变平，这样就可以调节脊柱负重线，达到消除疼痛和疲劳的目的。不管怎样，都应尽量避免在一个固定的体位下持续工作。

弯腰可以造成椎间盘向后突出，对于腰椎间盘退化的人，很容易导致髓核突出，突出的髓核会压迫神经根，会引起剧烈疼痛。许多看上去身强体壮的年轻男性，没有腰痛史，就是一个简单的弯腰动作，导致了椎间盘突出，不得不到医院去治疗，就是因为这个原因。所以，男性朋友站立时要如松般挺直。搬东西时，腰部也要基本保持比较直的状态，屈膝下蹲，然后搬起。

卧如弓

最为理想的睡姿应使头颈保持自然仰伸位，以木板床最好，把大腿抬起，屈膝接近90度，然后在小腿下垫一个叠好的方被，让腰部放平，贴在床上，如仰起的弓形，此时腰部肌肉处于最好的放松状态，可以达到真正的休息目的。对于腰椎间盘膨出、突出的人，此时整个脊柱完全放松，椎间盘压力减轻，对神经根的挤压也随之减轻，还可以达到治疗目的。对于不习惯仰卧的男性，也可以采取侧卧位，但头颈部及双下肢仍以此种姿势为佳。仰卧位起床时，最好先采取侧卧位，然后在双上肢的支撑下，使躯干离开床面，这样比从仰卧位起床要省力得多。

爱夫之语

妻子要注意丈夫的枕头不能太高或太低，根据各人情况以7～9厘米较为适当；枕头宽度要适当，颈部不能悬空。对于丈夫来说，妻子让他养成良好的“坐卧立”姿势，可有效的预防腰椎间盘突出。

男性比女性更需要排毒

很多男性认为自己每天呼吸着新鲜的空气，喝着干净的水，很少接触对身体有害的物质，认为排毒是无病呻吟，事实上并非如此。每天穿梭在如同毒雾的空气中，吃着各种化学添加剂和农药残留的零食和蔬菜，身体是需要排毒的。妻子可能不知道，男性，特别是中年以上的男性，恰恰是更需要排毒的一群人。

很多男性认为，排毒是女性的“专利”，自己不追求美丽的容颜，也不追求苗条的身材，所以，用不着排毒。其实，排毒的目的不只是养颜，更重要的是保证身体健康。

男性为什么更需要排毒

1.男性体内的毒素 人只要和外界接触，就有废物产生，就会有毒素，中医称之为“糟粕”。根据这些理论，不难得出这样的结论：人在一生中，无论体内体外，都不可避免地与“毒”打过交道，即使体外的毒素也可能通过某些渠道进入人的身体内，成为内在毒素。

2.毒素发作引发男科病 抽烟、喝酒，事业的奔波，生活的劳累等让很多表面强壮的男性在还没有多少警觉时就变得精力不足、食欲不振、面色无华、神经衰弱。男性出现前列腺疾病、泌尿感染、性功能障碍等问题，这些都是身体代谢不畅的表现，不是没有毒素，而是毒素还没有发作。男性体内的毒素一旦积聚到了一定程度，他们的身体就会随之崩溃，而且这一情况还有日益年轻化的趋势。

统计表明，二十岁左右的男性患前列腺炎比比皆是，32岁以上的男性，有35%～40%患有慢性前列腺炎。50岁以上的男性近半出现排尿异常等前列腺疾病症状。近年来，患前列腺炎的人群发病率呈明显上升趋势。

作为男科病的高发病种之一，如男性功能障碍，其发病率也呈明显上升趋势，男性功能障碍对男性心理及生理的伤害较其他男性疾病更大，易造成家庭不睦，损伤男人自信。另外，男性泌尿生殖感染引起的各种泌尿性疾病已经成为全球医学界专家关注的大事。临床数据显示，35岁以上男性，约有56%的男性受到泌尿生殖感染反复发作的困扰，它的危害性极强，治愈后易反复发作，并对男性的生殖健康造成极大损害，甚至危及夫妻感情和睦及家庭稳定。

男性怎样排毒

对于男性而言，不论从生活方式、生理结构，还是心理因素等方面来看，都应该珍重自己，排出毒素，让自己轻装上阵。

1.多吃水果蔬菜 水果蔬菜含有丰富的纤维素，是人体的“清道夫”，可以帮助排除体内的毒素，减少毒素留在体内的时间，所以，男性平时要多吃水果和蔬菜。

2.补充维生素 维生素C、维生素E等抗氧化剂可以帮助男性消除体内的自由基，抗衰老，还增强免疫力。所以，男性朋友可每天补充一粒维生素丸。

3.多喝水 多喝水可以促进新陈代谢，有利于排除体内毒素。男性每天能喝8杯水最好。

4.放松一些 男性要学会适度的让身体放松，给身体减压，合理安排时间，必要的时候保持适度的紧张，不仅让心情放松，也让生命增添了活力。

5.改掉不良习惯 似乎是“男人”就要吸烟、饮酒、熬夜等，其实诠释好男人的理念首先应该是有一个健康的体魄。

爱夫之语

丈夫排毒不应依赖于保健品，而应着眼于改善生活方式，树立健康的营养观念，平日注意运动；妻子要注意，滥用排毒产品，很可能没病倒排出病来了。另外，让丈夫的身体好好排毒，就要维护好丈夫的排毒器官。无论是肝，还是淋巴系统和排泄系统出了问题，都会降低人体的排毒能力。

不让尿路感染“光顾”丈夫

在男性群体中，患病率高、危害性大且易在疾病初期被忽视的即是男性尿路感染。在平时健康保养中，妻子应对丈夫尿路感染疾病的症状、诱因、症状、危害等有所警惕，并在平日里积极防治。这样丈夫才能“收获”到健康的体质。

尿路感染“爱上”男性

研究表明，随着社会物质生活和精神生活水平的不断提高，男性尿路感染疾病呈现上升趋势，泌尿系统感染疾病的发病率逐年增高。35岁以上的男性，约有半数受到泌尿生殖感染反复发作的困扰，由此揭示了现代男性的健康状况令人堪忧。男性泌尿系统感染疾病包括尿道炎、膀胱炎和肾盂肾炎，以及与其关系密切的肾周感染和前列腺炎、附睾炎、睾丸炎等。

男性尿路感染的易发人群

1.**成年男性**　如果成年男性长期不注意卫生、不当性生活，加之不良生活方式如喜好刺激性食物，都易感染细菌，出现尿痛、尿频等症状。

2.**中年、壮年的男性**　随着年龄的增长，这部分男性大都会受到尿路感染的侵袭，经常会出现排尿不尽、排尿不畅的情况，患前列腺炎的概率也有所增加。

3.**患有慢性前列腺炎**　若男性患有慢性前列腺炎症极易波及到泌尿系统的其他器官。另外慢性前列腺炎患者在遭遇抵抗力下降等因素时，可能发生排尿不适、疼痛等现象。

4.**先天异常**　如果男性有先天异常如膀胱输尿管交接处梗阻，也会出现尿频、尿痛。

预防男性尿路感染

在预防男性尿路感染时，要注意纠正可能存在的易感因素，平时保健最为重要。

1. 饮食与饮水：增加营养，清淡饮食，禁止进食刺激性和肥甘油腻食品，多食新鲜水果和果汁饮料，使尿液处于偏碱状态，使细菌不易生长繁殖。多饮水，勤排尿，保证体液平衡并排出足够尿量，使尿路得到冲洗，促进细菌及炎性分泌物加速排出。此外，要尽量避免导尿或尿路器械的检查。

2. 注意休息：慢性患者亦应根据病情适当地休息，防止过度疲劳后机体免疫力低下而造成再感染。如果男性处在急性感染期，应卧床休息，待体温恢复正常后可下床活动。

3. 不可憋尿：过度憋尿会造成尿液浓缩而刺激膀胱黏膜，导致发病。

4. 养成良好的卫生习惯。

5. 保持有规律的生活：每天坚持体育锻炼，如打太极拳、慢跑步、散步等，以增加身体免疫力。

爱夫之语

我国民间流传着“一日吃仨枣，终生不显老”的民谚。其实食用红枣也有禁忌，红枣味甜，多吃容易生痰生湿导致水湿积于体内，引发排尿不畅。同时，由于红枣性温、偏湿热，多食易致湿热下注而加重患者小便不畅、尿频尿急、淋沥热痛的症状，如果丈夫患有尿路炎症则不宜多食。

日常保健“赶走”感冒

有时候，无论丈夫怎么注意，身体总是防不胜防地被“感冒”病毒光临。对于感冒虽然妻子不能制服它，但是妻子多掌握些预防和缓解症状的办法，在下一个感冒多发季来临之时，就能派上用场了。

男性对付感冒的十种“武器”

1.盐水漱口 每日早餐和晚餐后用淡盐水漱口，可以清除口腔病菌。在流感流行的时候男性更应注意用盐水漱口，效果最好的就是仰头含漱使盐水充分冲洗咽部。

2.冷水浴面 男性每天洗脸时可用凉水，用手掬一捧水洗鼻孔，用鼻孔轻轻吸入少许水（注意不要吸入太深以免呛着）再擤出，反复多次。

3.按摩鼻沟 两手对搓，掌心热后按摩迎香穴（位于鼻沟内、横平鼻外缘中点）十余次，可以预防感冒，还可减轻感冒后的鼻塞症状。

4.呼吸蒸汽 感冒初发时，在杯子中倒入开水，对着热气做深呼吸，直到杯中水凉为止，每日数次，可减轻鼻塞症状。

5.热风吹面 在感冒初发时，用电吹风对着太阳穴吹热风3～5分钟，每日数次，可减少症状，加速痊愈。

6.热水泡脚 每晚用较热的水（温度以热到不能忍受为止）泡脚15分钟，泡脚时水量要没过脚面，泡后双脚要发红，才可预防感冒。

7.生吃大葱 将葱切成细丝，将油烧热浇在切细的葱丝上，再与其他菜凉拌吃，不仅可口，而且可以预防感冒。

8.鼻子插葱 男性朋友在睡觉时可将两个鼻孔内各塞进一鲜葱条，治疗鼻子不通气，3小时后取出，通常一次可愈。倘若不行，可于第二天再塞一次。需注意的是葱条要选择粗一点的，细了，一是药力小，二是容易吸入鼻腔深部，不易取出；另外，若患者的鼻腔接触鲜葱过敏，可在葱条的外面包上一层薄薄的药棉。

9.**香油拌蛋** 将一两香油倒入锅中加热，然后打入一个鲜鸡蛋，再冲进沸水搅匀，趁热喝下，早晚各服一次，2～3天便可治好感冒愈后的咳嗽。

10.**蒜泥蜂蜜** 蒜泥蜂蜜治疗流感有佳效，将等份的蒜泥与蜂蜜混匀后，用白开水送服，每天4～6次，每次一汤匙。

冬季预防感冒的食谱

1.**热咸柠檬茶** 热咸柠檬茶能顺气化痰。切一两片新鲜的柠檬薄片，放少量的盐，再用热水冲，待稍凉后喝。每一杯可冲三次，第二、三次冲时，不需再加盐，注意不可用冷开水冲。

2.**热梅茶** 梅子内含苹果酸、琥珀酸等，有显著的抗菌作用，对感冒也有一定效果。每次用五个腌渍苏梅或红盐梅，冲热开水一大杯，搅拌五分钟后喝，早餐与晚餐各喝一杯。

3.**薏米扁豆粥** 薏米扁豆可强健脾胃去湿气，能促进肠胃吸收，还可加强体力以对抗感冒病毒。以薏米及扁豆各半碗煮成粥，每天早晚餐各喝一碗。

4.**糯米生姜粥** 将糯米50克冲洗净，加适量水煮成稀粥，再加入葱白7根（约30克）、生姜7片（约15克）共煮5分钟，然后加入米醋50毫升搅匀起锅。趁热服下后，上床盖被，使身体微热出汗。一般连续服用3～5次，感冒就会痊愈。

5.**生姜苏叶粥** 先将白米粥熬好，然后将苏叶10克、生姜3片放入，再开锅就可食用。生姜是对付发烧、打喷嚏、咳痰等症状的最好“武器”，有祛痰、祛寒、补气、平喘的作用；苏叶有发散风寒的效果（一般药店就可买到）。

爱夫之语

许多男性认为，感冒是由于吸入病人喷出的气体而传染的。实际上，接触传播也是感冒的主要传播途径。当感冒病人摸擦他的鼻子时，他手上便沾染了感冒病毒，这些病毒就会被带到病人所接触的地方，如门把手、电话机、桌椅及汽车扶手等，妻子可提醒丈夫常洗手以预防感冒。

找出病因治失眠

高质量的睡眠对解除大脑的疲劳及保持充沛的精力有着直接的关系。在日常生活中，经常会有男性出现失眠现象：如有的男性几个晚上通宵不眠，在床上辗转反复；有的则睡眠倒置，白天睡眠，夜间不能入睡等等。那么，妻子平时应该怎样做呢？这就需要找出丈夫失眠的原因及注意日常的饮食了。

失眠的原因

1. 生理因素：如饥饿、过饱、腹胀、尿频、咳嗽、疼痛及其他不适等。

2. 心理方面：紧张、焦虑、抑郁、生活及工作压力太大等都会引起失眠。

3. 人体的“生理时钟”受到扰乱：有的男性要经常轮班工作，有的则是去外地旅游，因两地的时差关系而扰乱人体的生理时钟，导致失眠。

4. 外界因素的影响：如声音、光线、气味、床铺太软或太硬、室内温度太高或太低，蚊、蝇或虱的叮咬等。

5. 睡眠环境突然改变或睡前喝刺激性或含咖啡因的饮品都会导致失眠。

失眠自我防治

失眠包括入睡困难，睡后1～2小时仍不能入睡；梦境连绵，睡得很浅，且常常做梦；早醒，入睡后醒来较早，且醒后无法再睡，或就寝后时睡时醒。那么，怎样改善这种情况呢?

（1）养成正常的睡眠习惯和良好的生活习惯。制定适宜的作息时间，如晚上9～10时上床休息，早上6时左右按时起床，中午安排2小时午休，要避免白天休息时间过长，以免影响夜间睡眠。

（2）创造一个舒适、安静的睡眠环境：房间布局合理、清洁，光线柔和，温、湿度适宜，床铺舒适。

（3）睡前不要喝能引起兴奋的饮料，如酒、浓茶、咖啡等，尽量少抽烟，避免过多的会客，晚餐不宜过饱。

（4）睡前做好个人卫生和环境卫生。

（5）如有严重失眠，可给予适量抗焦虑或镇静催眠药，以加深睡眠。

饮食上防治失眠

1.珍珠汤圆 珍珠粉0.3克，枣泥50克拌匀，加糖适量，包入糯米粉中做成汤圆20个，每次10个。经常吃可缓解精神紧张，有助于改善失眠。

2.枣仁莲子粥 酸枣仁9克，莲子20克，粳米100克，煮粥加糖少许，常吃可减少失眠频率。

3.桑椹大枣汤 桑椹15克，大枣50克，煮汤吃。每日1次，2周为一疗程。

4.玫瑰蜜炙羊心

（1）玫瑰花30克煎汁去渣，加入蜂蜜50克调和。

（2）羊心一只洗净切成块状，放入上汁中浸1小时，然后用钢签或竹签穿上羊心块，置炉火上慢慢烤。

（3）在烤的过程中，时将玫瑰蜜汁涂于羊心上，羊心熟透即趁热食用。

可分2次服完。

5.五味鸽蛋　五味子50克煎汁、鸽蛋30枚煮熟去壳后放入五味子汁中略煮，然后浸泡在汁中2天。每次吃鸽蛋3枚，食前煮沸一下。一日1～2次，连服2周可见效果。

6.桑椹蜂蜜水

（1）材料：鲜桑椹1000克（干品500克即可），蜂蜜300克。

（2）做法：

①将桑椹洗净加水适量煎煮，每30分钟取煎液1次，加水再煮，共取煎液2～3次。

②合并煎液再以小火熬浓缩，至较黏稠时加蜂蜜，至沸停火，待冷装瓶备用。每次1汤匙。

（3）用法：以开水冲服，每日2次，连服6～7天，就会发现原有的严重失眠症状不会轻易再出现。

爱夫之语

丈夫若偶尔失眠不会对健康造成太大影响。但是若长期失眠就会使他的创作力减低、反应迟钝、记忆力减退，不能应付繁复的工作等，严重时更会导致幻觉和神智混乱。所以，妻子在平时应多注意丈夫身体，出现失眠状况时及早对症下药。

防治秃顶，告别尴尬

随着工作与精神压力的增大，生活节奏的加快，男性脱发秃顶的人越来越多。大多数是30～40岁的男性，20多岁的年轻人也逐渐多起来。这不仅使秃顶男性的外貌显得苍老，也为工作、生活带来了不少烦恼。脱发的原因何在？应如何治疗与预防脱发？知道了这些，妻子就能有效预防丈夫脱发了。

秃顶的原因

除遗传因素外，以下几个方面是造成脱发的主要原因：

1.不良生活习惯导致脱发 研究发现，脱发与睡眠质量关系较大，经常失眠、晚上加班、入睡时间晚与不午休的男性易脱发。

2.工作紧张与精神压力过大造成脱发 男性长期的紧张与精神压力，极易导致失眠、焦虑和神经衰弱等病。这些病症会造成局部血液循环障碍，致使头发生态改变和营养不良与皮脂腺分泌增多，降低头发生存的环境质量，从而导致脱发。而秃顶者往往精神紧张、心情不畅、过度疲劳、睡眠不足；且大多有脾气急躁、倔强、情绪不稳、态度执拗等性格特点。一项研究显示：23%的患者秃顶前有精神创伤与焦虑病史；63%的患者有神经衰弱等症的表现。

3.经常喝酒、吸烟易造成脱发 喝酒过多，酒在体内分解时产生的乙醚具有排开血液中的氧及养分的功能，不利于头发生长。香烟中的尼古丁会使血管收缩，造成血液循环不良，易加速头发的脱落与稀疏。所以，男性不应经常喝酒、吸烟。

男性怎样拒绝秃顶

到了中年的男性头发最容易未老先衰。造成脱发的原因是多方面的，如果男性朋友不想成为其中的一员，最根本的方法还在于日常合理的护发与养发。

1.**勤梳头** 男性每日应早、中、晚梳头10次。梳头时最好用木梳或牛角梳，头发湿润时不要梳刷，以免损伤发质，可边梳边按摩头皮，以增强发根部的血液供应和头发的营养。

2.**勤洗发** 洗发可去除头皮灰尘、止头痒，并且有利于头部皮肤的呼吸，以每周洗发4～7次为宜。洗发时应边擦边搓边按摩。洗完后用厚毛巾轻拍头发，以将剩余的水分吸掉，最好让头发自然风干。洗发时应注意最好不要用太烫的水，洗发用品宜选用优质洗发液，不宜用脱脂性较强的洗发剂。

3.**消除压抑感** 男性精神压抑越深，脱发、白发就越快，愉快的心情可消除精神紧张感，防止头发早白早脱。男性平时生活要有规律，保持充足的休息和睡眠。

4.**合理饮食** 脱发、白发多因精血不足、营养匮乏所致，男性朋友可多吃些牛奶、水果、蔬菜和蛋白质含量最高的鱼、瘦肉和家禽等，这类食物含铁、钙和维生素A丰富，并对头发有滋补作用。

爱夫之语

正常情况下，人每天会有50～100根头发脱落。若头发脱落非常快，就可能是头发有问题了，应尽快治疗。若丈夫出现脱发，除了药物治疗，还应注意心理调节。保持心情舒畅，劳逸结合，控制好情绪有利于恢复。

便秘不在，一身轻松

很多男性认为便秘只是小问题，就不放在心上，事实上，很多疾病可能就是由便秘引起的，为了避免便秘带来的不必要的痛苦，妻子和丈夫要对便秘有足够的认识才能有效防治。

由便秘引发的疾病

1.痔疮 便秘最易引发痔疮，因为，便秘者在排便时要使劲屏气，使肛门周围血管压力增加，而肛门周围血液循环不良，就容易发生静脉曲张，引发痔疮及痔疮出血。

2.痤疮 便秘者粪便中的有害物质被身体吸收过多，易患痤疮。

3.胆结石 正常男性每天要从大便中排泄相当数量的胆固醇，有便秘的男性身体中的胆固醇的排泄受阻，易在胆囊中沉积形成胆结石。另外，便秘者体内毒素吸收增加，血液因此浑浊，血黏度增加，脑血管供血不良，极易引发血管性头痛和失眠、易怒、烦躁不安等症状。

4.心律不齐 便秘的男性常常擅自服用泻药，尤以大黄、元明粉、番泻叶为多。泻药易造成体内电解质紊乱和血镁、血钾下降，均会诱发早搏、心动过速等心律不齐。便秘者若兼有心脏病，滥用泻药会有潜在的生命危险。

5.肠癌 研究发现，大多数患肠癌的男性发病前有较长一段时间的便秘史。粪便中有多种致癌物，如胆汁酸的分解物就有很强的渗透性和致癌力。便秘使肠道黏膜与致癌物的接触时间增加，故肠癌发病率增高。嗜好肉食兼有便秘的人，肠癌的发病率是常人的两倍。

防治便秘很简单

1.摄取充足水分 对付男性便秘最重要的饮食项目是纤维及水分。到底要多少水分及纤维才算够？成人至少每天需6杯水分，8杯更好。虽然各种液体都有效，但最好的选择还是水。

2.摄取大量纤维 建议成年男性每天摄取20～35克的食物纤维，便秘患者则至少要摄取30克。如果用心选择食物，一天要获取30克纤维并不困难。例如，一个小苹果提供3克；半杯绿豆即可提供5克；一碗燕麦麸提供13克。纤维食物名单的榜首包括熟的脱水豆类、干李、无花果、葡萄、爆米花、燕麦、西洋梨及核果类。然而，男性应逐渐增添纤维摄取量，以免引起过度排气。

3.养成运动的习惯 运动不仅有益心脏，对肠子也有好处，一般而言，定期运动可促进食物通过肠子，解决便秘问题。

4.坐马桶自我训练 忍便会逐渐导致便秘。饭后是最自然的如厕时间。因此，不妨每餐饭后，坐马桶10分钟。过一段时间，即可制约结肠养成自然排便的习惯。

5.尽情开怀地大笑 大笑时，震动肚皮，对肠子有按摩作用，能帮助消化，有利于防止一、二天内的便秘，还能缓解压力与紧张。

爱夫之语

丈夫一旦发生便秘，尤其是比较严重的、持续时间较长的便秘，妻子应及时带丈夫到医院检查，查找引起便秘的原因，以免延误原发病的诊治，及时、正确、有效地解决便秘带来的痛苦，切勿滥用泻药。

头晕，不能忽视

头晕这种现象很普遍，多种疾病会引起头晕，而男性一旦没有任何原因地出现头晕、头痛，这时就要考虑血压情况，最好及时测量血压，警惕和预防高血压的发生。因为，高血压是“无声杀手”，它不像有些病，先让人感到痛苦使人警觉。最重要一点是妻子和丈夫要多了解些有关头晕的知识，加强自我保健意识。

头晕，很可能是高血压

很多男性对高血压知识了解不多，加之高血压具有隐蔽性，很多男性等到高血压发展到一定程度或引起较严重的临床症状时，才到医院就诊。我们经常看到有的人突然中风或心肌梗死，转眼就告别人世，这些大部分都是高血压所致。其实高血压是有些信号的：

1. 阵发性眩晕：高血压发作时主要以头晕、眼花为主要表现，所以，中医常把高血压归属于“眩晕”。这是因为长期血压升高会导致血管弹性变差，管壁变硬，加之动脉粥样硬化，若合并高血脂，血黏度增高，均会影响血流通畅。长此以往，人体始终得不到足够的血氧供应，诱发眩晕。

2. 头痛：高血压的机械作用会使血管异常扩张，刺激动脉壁的痛觉感受器，从而引起头痛。

3. 胸闷不舒畅。

4. 肢体麻木不仁。

男性头晕的预防

1. 饮食宜素净和容易消化：不宜食用烟、酒、浓茶、咖啡、韭菜、辣椒、大蒜等刺激性食物。

2. 合理营养：不要过多饮水，注意身体蛋白的摄入，如鱼、虾、蛋、蟹、乳等。

3. 有辅助疗效的食物：冬瓜、萝卜、芋艿、慈菇、地栗、赤小豆、薏米仁具有化痰结、利水湿的作用，可以辅助治疗。

4. 发作期宜卧床休息：防止起立跌倒受伤，并注意减少头部转动。

5. 积极参加体育锻炼：通过锻炼，体质差者可提高身体素质，体胖者可增强气血运行，加速排泄。

6. 卧室光线宜昏暗，环境要安静。

7. 保持心情舒畅。

用食物防治夏季头晕

1. 鸡蛋红糖治头晕 将锅内放入适量豆油并烧热，将2个鸡蛋、30克红糖（放一点水搅拌）倒入锅内煎熟，空腹服用，连服10天。为巩固疗效，也可多服几天。

2. 茉莉花炖鸡蛋 早餐吃炖鹧鸪和茉莉花炖鸡蛋，用黑布蒙住眼睛休息。

3. 鸭蛋赤豆治头晕 鸭蛋一个、赤豆20粒，搅匀蒸熟，早晨空腹服，每日一次，连用7天有特效。

4. 菊花治头晕 菊花有降血压、明目解毒、治头晕、头痛、耳鸣、目眩，使小便清长的功效。可将野菊花加入油柑子叶、绿豆壳或通草丝，晒干待冷装入枕袋内再缝密即可。高血压的人可用菊花枕头。

5. 篱栏药膳治头晕 中草药篱栏25克，大米50克，带壳鸡蛋一个，煮成稀粥，加适量油、盐、味精调味。煮熟后，去篱栏渣和蛋壳，连续食用3天，一天分2次食用药粥和鸡蛋，头晕、头痛症状即有明显好转。此药粥不仅香甜可口，可治疗头晕、头痛，还具有辅助降压作用。

爱夫之语

夏天引发男性头晕的原因很多，但究其根本，是因为不同的途径减少了大脑赖以维持正常功能所必需的能量所致。所以，妻子防治夏季丈夫头晕的关键是满足大脑对能量的需求，不要经常服用止痛片来止痛。

口臭原因多，防治并不难

口臭，使大多数男性烦恼，因为，这不仅会影响男性的自身形象，还会引起工作及生活上的尴尬。引起口臭的原因很多，有的是非疾病引起的口臭，有的是因为疾病原因引起的，如果是后者，那么，妻子就要注意了，帮助丈夫找出原因，对症治疗，就会还丈夫一个清新口气。

口臭的原因

1.口腔疾病 患有龋齿、牙周炎、牙龈炎、口腔黏膜炎以及蛀牙、牙周病等口腔疾病的男性，容易产生口臭，这是因为，患有疾病的口腔容易滋生细菌，尤其是厌氧菌，其分解产生出了硫化物，发出腐败的味道。

2.胃肠道疾病 男性患有慢性胃炎、消化性溃疡、功能性消化不良等，都可能伴有口臭。近来，研究发现，导致许多胃疾病的幽门螺杆菌感染者，其口臭发生率明显高于未感染者，这可能是因为幽门螺杆菌感染直接产生硫化物，引起口臭。而根治幽门螺杆菌后，口臭症状明显减轻。

3.有不良嗜好 男性吸烟、饮酒、喝咖啡或嗜好臭豆腐、臭鸡蛋等具有臭味食物，经常吃葱、蒜、韭菜等辛辣刺激食品，也易发生口臭。

4.长期的便秘 长期的便秘会使男性体内产生有害物质，因为不能及时排出体外，就会被吸入到血液中而引起口臭以及腹胀、食欲减退、易怒等自体中毒症状。

5.晚餐太“重” 男性晚餐吃得过饱或进食肉类、油腻食物比重过大或辛热刺激性调料用量过大，加之晚餐距睡眠时间过短，睡觉时胃中还存留着过多食物等等都会引起口臭。

6.心理压力过大 男性处于经常性的精神紧张状态下会导致身体

副交感神经处于兴奋状态，唾液腺分泌减少，导致口干，从而有利于厌氧菌生长，产生口臭。

口臭的预防和治疗

1.男性要十分注意口腔卫生 许多男性放纵自己，睡前不刷牙，有时连早起也不刷牙，引起口臭就再自然不过了，简单的办法就是克服惰性，每天晨起、睡前和饭后认真地刷牙漱口，必要时，用牙刷或洁净的毛巾轻柔地刷除舌苔。

2.正确的饮食习惯 中医认为，口臭属于胃肠道有“热”，因此，口臭的男性应尽量少吃助热的温里散寒类食物，适量吃一些消热的清热类食物。饮食要相对清淡，避免吃生冷、刺激性、有臭味（如蒜、葱、韭菜、臭豆腐等）及不易消化的、油腻的（高蛋白、高脂肪）食物；进食时要细嚼慢咽；多喝水，多食蔬菜、水果及豆类；生活作息规律，保持心情舒畅；多参加体育锻炼；另外，男性朋友还应尽量戒烟，戒酒。

3.找出病原，对症下药 对于口腔、消化系统、呼吸系统等可引起口臭的疾病，要积极进行相应的治疗；幽门螺杆菌感染所引起的口臭，可以服用根治幽门螺杆菌的药物；非疾病引起的口臭，可嚼口香糖；另外，有一种方法可治口臭，闭唇，轻轻叩齿100～300次，其间可有唾液增多现象，小口缓缓咽下，每日做2～3次，不但治疗口臭，对口腔疾病也有不错的疗效，可以试一下。

爱夫之语

如果丈夫吃大蒜后的口气难闻，喝一杯牛奶，大蒜臭味即可消除；金橘对口臭伴胸闷食滞很有效，可取新鲜金橘5～6枚，洗净嚼服，这种方法还具有芳香通窍、顺气健脾的功效；蜂蜜具有润肠通腑、化消去腐的功效，对便秘引起的口臭颇有效；山楂性酸，味微甘平，有散瘀消积、清胃、除口酸臭的功效。

男性更易得颈椎病

中国康复医学会颈椎病专业委员会公布，目前，我国的颈椎病患者已达5000万人，每年新增颈椎病患者也超过百万人，发病年龄不断提前，并且，男性得颈椎病是女性的6倍。那么，在丈夫平时的日常生活中，妻子该怎样做，才能让丈夫不成为其中的一分子呢？

由于电脑、空调的广泛使用，使得男性屈颈和遭受寒湿的机会不断增加，成为造成颈椎病患病率不断上升的两大原因。

爱吹空调是男性颈椎病高发原因之一

颈椎病是一种痹症，不通则痛，长期吹空调会导致寒气入侵，气血不通，从而引发颈椎病。有的男性大汗淋漓就站在空调或电扇风口处吹风，虽然解了一时痛快，但是后患无穷。男性长期处于低温环境尤其是直吹空调，颈部的软组织会产生类似于风湿的病变，形成肌肉和皮下组织的慢性炎症，其结果就是造成颈部持续痉挛、酸痛等，久而久之造成颈椎关节的劳损。因此，夏天的空调温度不要低于摄氏26度，在身上的汗没有干前，最好不要吹空调，尤其避免直吹。

颈椎病的病因

除了吹空调外，长期伏案工作的男性发病率也在不断提高，有的会发生严重的侧颈、肩、胸疼痛症状，严重影响日常的生活和工作。这些男性包括从事媒体、财会、软件编程、电子行业等工作的人。

1. 爱枕高枕头。

2. 长期处于坐位。长期低头工作，造成颈后部肌肉韧带组织的劳损。

3. 不适当的体育锻炼。超过颈部耐量的运动造成外伤。所以，头颈部的锻炼要注意，不能蛮练，颈椎已有退行性变不提倡锻炼。

防治颈椎病的方法

1. 坐位或站位时抬头看星星或看天花板。

2. 平躺在平板或床上，将头部自然下垂，利用头部的力量自动产生牵引进行治疗。

3. 俯卧在平板或床上，双手后背，慢慢将头抬起，慢慢将头放下，如此头部运动，反复4～10次；每天重复4～5次上述活动。坚持1～2周以上就有可能产生效果。

4. 不要长时间一个动作，一个姿势，适当放松颈肩部肌肉。

颈椎病的日常保健

1. 避免长时间低头伏案工作或仰头看电视。

2. 情绪稳定、劳逸结合，注意颈部锻炼。

3. 选择适当的枕头，高度一般10厘米左右为宜。

4. 防止各种外伤事故，尤其是经常进行体力劳动者，要注意休息，以减轻颈部的疲劳。

5. 饮食调养

（1）鲜蘑菇或香菇30克（干品减半），煮汤喝。每天1次，日期不限。

（2）豆浆适量，粳米60克，冰糖适量。以豆浆代水与粳米煮粥，粥好后入冰糖煮1～2沸即可，经常食用。

（3）蜜糖2汤匙，开水冲服，每日2～3次。

（4）大朵玉兰花3～6克，开水泡代茶喝。

（5）食醋100毫升，冰糖500克。放入锅内溶化，每餐饭后饮1汤匙。若患者兼有胃溃疡胃酸过多不宜服此方。

爱夫之语

单纯脖子疼痛或肩背酸痛是颈椎病发病初期的表现，丈夫出现这种情况是局部软组织的劳损，只要注意劳逸结合，适当锻炼和休息，两三天后就会好转。但是，如果丈夫自我调节比如按摩、运动等，不适症状并没有好转并且超过一周，甚至出现从颈根部沿着手臂内侧或外侧向手放射性麻木、放射性疼痛和肌肉无力，那么，妻子就要和丈夫及时到正规的医院就诊。

合理饮食，让痛风不再“痛”

痛风有来去如风之说，疼痛来也匆匆，去也匆匆，因此故名痛风。痛风是一种古老的疾病，也是近年来的一种多发病，据统计，相比15年前，患者增加了15～30倍。痛风与人们生活水平的提高密切相关，所以，预防丈夫痛风妻子可从日常饮食入手。

痛风是一种由于嘌呤代谢失调致其代谢产物——尿酸在人体内浓度增高所致的疾病。过多的尿酸容易形成尿酸钠结晶，从而沉积于关节及附近软组织部位，引起全身关节，特别是指、趾、腕、踝、膝关节红肿疼痛。

为何男性痛风发病率高

任何年龄都可以发生痛风病，但以40岁以上的中年男人居多，男女发病比例是20：1。研究发现，脑力劳动者体胖者发病率也较高。痛风首次发病常侵犯一个关节，以拇趾关节居多，疼痛难以忍受，24小时达到高峰，若治疗及时，2～3天即可缓解。

那么男性痛风发病率高的原因是什么呢？为何女性没有那么高呢？

这是因为，男性喜饮酒、赴宴，喜食富含嘌呤、蛋白质的食物，使体内尿酸增加，排出减少。女性体内雌激素能促进尿酸排泄，并有抑制关节炎发作的作用。据统计，男性筵席不断者，发病者占30%。常吃火锅者也会引发此病，这是因为，火锅原料主要是虾、贝类、海鲜、动物内脏，再加上饮啤酒，自然是火上添油了。研究发现：男性涮一次火锅比一顿正餐摄入嘌呤高10倍，甚至数十倍。因此，男性不要以酗酒为威猛，不要把大块吃肉当作乐趣。男性一旦诊断为痛风病，茶、咖啡肉、鱼、海鲜都应在限食之列，要下决心戒酒，另外辛辣、刺激的食物也不宜多吃。

合理饮食防治痛风

治疗痛风，必须标本兼治，控制饮食，严格限制嘌呤含量丰富的食物，同时注意减肥，控制体重，适当增加体力活动。

1.宜吃的食物

（1）多吃高钾质食物：钾质可减少尿酸沉淀，有助将尿酸排出体外，含钾质高的食物有香蕉、西兰花、西芹等。另外，还应多摄取充足的碱性食物，如海带、白菜、芹菜、黄瓜、苹果、番茄等蔬果。

（2）苹果醋加蜜糖：苹果醋含有的酸性成分具有杀菌功效，能有助于排除关节、血管及器官的毒素，另外苹果醋含有果胶、维他命、矿物质（磷和钾）及酵素，经常饮用，能通血管、调节血压、降胆固醇，亦有助于治疗关节炎及痛风症。饭后可将一茶匙苹果醋及一茶匙蜜糖加入半杯温水内，调匀饮用。

（3）痛风患者的食疗方

冬瓜汤：取冬瓜300克（不连皮），红枣五、六颗，姜丝少许。先用油将姜丝爆香，然后连同冬瓜切片和红枣一起放入锅中，加水及适量的调味料煮成汤。

薏仁粥：取适量的薏仁和白米，两者的比例约为3：1，薏仁先用水浸泡4~5个钟头，白米浸泡30分钟，然后两者混合，加水一起熬煮成粥。

（4）每日多喝水，多上厕所，千万不可忍尿。

2.预防痛风饮食

（1）戒吃高嘌呤、高胆固醇的食物：如动物内脏（肝、肠、肾、脑）、海产（鲍鱼、蟹、龙虾、三文鱼、沙丁鱼、吞拿鱼、鲤鱼、鲈鱼、鳟鱼、鳕鱼、鱿鱼、墨鱼）、贝壳食物、肉类（牛、羊、鸭、鹅、鸽）、黄豆食物、扁豆、菠菜、椰菜花、芦笋、蘑菇、浓汤、麦皮等不宜多吃。

（2）戒酒：不可饮酒、尤其是啤酒、绍兴酒。一旦血中酒精浓度高达200 mg/dl，血中乳酸会随着乙醇的氧化过程而增加，令肾脏的尿酸排泄受阻，结果使血中尿酸增加，增大患痛风的几率。

（3）戒吃酸性食物：咖啡、煎炸食物、高脂食物等会使酸碱不平衡，影响身体功能，加重肝肾负担。

爱夫之语

痛风与糖尿病一样是终生疾病。关键是合理控制好丈夫饮食，多食含“嘌呤”低的碱性食物，如瓜果、蔬菜，少食肉、鱼等酸性食物，做到饮食清淡、低脂低糖，多饮水，以利体内尿酸排泄。

男性尿道炎的预防与治疗

尿道炎在男性中比较常见，男性尿道炎多采取以抗生素治疗为主的综合治疗，少数男性患者经过治疗后，仍表现有症状，或尿道炎反复发生。除了药疗外，妻子应在生活中根据丈夫身体情况，给予营养丰富的食物，让丈夫增加饮水量，这对治疗尿道炎很有帮助。

尿道炎是我们常见的泌尿外科疾病。主要表现为尿道分泌物增多，排尿时尿道有烧灼痛、尿频和尿急等等症状。尿道炎可以分为急性尿道炎和慢性尿道炎两种。

男性尿道炎常见症状有哪些

1. 排尿时尿道有烧灼痛、尿频和尿急，以至排尿困难。

2. 男性急性尿道炎的主要症状是有较多尿道分泌物，开始为黏液性，逐渐变为脓性。

3. 男性慢性尿道炎的症状是尿道分泌物减少，有瘙痒或蚁行感，排尿刺激征不像急性期显著，部分男性可无症状。

男性尿道炎的预防和治疗

1. 预防

（1）禁酒，不吃辛辣食物，多饮水。

（2）家庭中做好必要的隔离。浴巾、脸盆、浴缸、便器等分开使用，或用后消毒。

（3）未愈者不要进行性行为。

（4）鼓励使用安全套。

2. 治疗

（1）是否遵医嘱用药；性行为状况；性伴侣是否治疗。

（2）检查目前是否还有淋球菌、衣原体及支原体感染。

（3）判断患者目前是否有尿道炎症（如尿道黏膜充血）。

（4）检查有无滴虫、真菌及疱疹病毒感染。

（5）做前列腺感染方面的检查。

（6）根据尿道炎症对症治疗，遵医嘱服药。

男性尿道炎应多吃什么食物

在治疗的同时可以配合一些尿道炎饮食食疗，合适的食物对于尿道炎的恢复也有辅助效果，下面总结一下男性尿道炎应多吃什么食物。

1.β-胡萝卜素 β-胡萝卜素是一种能有效对抗自由基的抗氧化剂，能增强人体免疫力，维持及促进表皮组织的生长，帮助维持细胞和组织健康运作，进而维持呼吸道、食道、尿道黏膜层、皮肤的健康，从而预防感染的发生。

2.蜂胶 蜂胶含有丰富的类黄酮，是一种可重复使用而无副作用的天然抗生物质，它具有优异的抗菌性、抗炎性、抗氧化性，能活化再生细胞、净血、消除体内自由基。

3.大蒜精华 大蒜精华是绝佳的天然强力抗菌剂，它包括17种氨基酸，33种硫化物，以及各种有益的维生素和矿物质，可以杀灭体内有害菌。

男性尿道炎不能吃什么

1.忌食酸性食物 忌食酸性食物的目的，是使尿液呈碱性环境，增强抗生素的作用能力。酸性食物包括牛肉、猪肉、鸡肉、鸭、蛋类、牡蛎、鲤鱼、虾以及面粉、大米、花生、大麦、啤酒等。另外，糖类在体内也可提高酸度，故含糖量高的食物也需限制。

2.忌食发物 蘑菇、带鱼、螃蟹、猪头肉、鸡肉、竹笋、桃子等对炎症发热有加重病情的作用。

3.忌食胀气之物 尿路感染常出现小腹胀痛之感，而腹部胀满往往使排尿更加困难，所以，不宜吃牛奶、豆浆、蔗糖等胀气之物。

4.忌食辛辣刺激之物 辛辣刺激食物会加重尿路刺激，致使排尿困难，有的甚至引起尿道口红肿，还可使炎症部位充血肿痛。

5.忌食助长湿热之品 尿道炎为湿热太盛之病，酒类、高脂肪食物和甜品等湿热之品会加重病情。

爱夫之语

如果丈夫得了尿道炎，妻子应建议丈夫最好到正规的医院找专业的医生检查，坚持正规治疗，避免半途而废，这对消灭传染源和预防合并症都有好处。在治疗前和治疗后至少2周内禁止性生活，这样有助于疾病的彻底痊愈。

男性不可小瞧牙病

一些男性大大咧咧，生活懒散，到了晚上睡觉的时候，即使想起来刷牙也懒得去刷，造成一系列牙病。牙龈出血是牙病的早期症状，许多男性不以为然，而一旦形成牙周炎，牙齿发生松动，后悔莫及。为了保护好自己的牙齿，妻子应该让丈夫怎么做呢？

“牙疼不是病，疼起来要人命”，这句俗语为广大男性所知晓，牙病除了会引起疼痛，还可引起男性不育。

牙病与男性不育的关系

德国医学教授认为，在原因不明的男性不育者中，倘若能把自己的牙病治好，可使其中50%的妻子怀孕。引起牙病和口腔炎症的病菌多种多样，细菌及其毒素容易进入血液，通过血液到达身体的其他部位，包括睾丸，从而损伤精子，造成不育。这个结论来源于他们的一项研究：他们对用各种治疗方法无效的18例男性不育者，进行了全面的检查，发现他们均患有牙病，并对他们治疗。半年之后，他们中的几位妻子先后都怀孕了。

因此，年轻男性婚前应注意口腔卫生，加强龋齿的预防和修补龋洞，拔出残根及死牙，治疗牙龈炎和口腔中的所有炎症。另外，据有关资料，牙病还可能引发孕妇早产，这是因为，牙龈中的细菌能进入血液并穿过胎盘而感染胎儿所致。

常见牙病防治的基本方法

1.龋病

（1）病因：龋病俗称“虫牙”，牙齿硬组织被腐蚀形成缺损会造成龋洞。根据病变程度，龋病由浅入深，当侵犯到牙髓的时候会出现剧烈的疼痛。龋病是一种多因素疾病，其中最主要的因素即细菌。细菌以碳水化合物为营养，经过代谢后产生有机酸，在有机酸不断地作用下，牙齿就要脱矿，逐渐形成龋洞。

（2）预防：要防止龋病首先要防止牙菌斑，牙刷、牙膏、牙线、牙签和含漱剂可以有效地清除牙菌斑，同时可以保持良好的口腔卫生。

（3）合理饮食：预防龋病男性每天的饮食要包括以下四类：

五谷杂粮；奶及奶制品；鱼、肉、蛋、禽；蔬菜和瓜果。这些食物除了能为人体提供必需的营养，还有利于牙齿的健康，如蔬菜、瘦肉等食物含有丰富的纤维，有助于发挥咀嚼功能，促进唾液的分泌，有利于清洁牙面及保持牙周组织的健康。

另外男性不宜吃含糖多的食品，特别是黏性大的糖类食品；要减少吃甜食的次数；甜食要和正餐同食；睡觉前、刷牙后不进食，不喝甜饮料。

2.牙周疾病

（1）病因：牙齿周围组织的炎症疾病被称为牙周疾病，它主要有两大类：一类是牙龈炎，表现为牙龈红肿，出血，主要是由口腔卫生不良所致。另一类是牙周炎，通常是在牙龈炎的基础上进一步发展形成牙周炎，牙齿松动，最终导致牙齿脱落。牙周病的发病因素较多，病因比较复杂，可由专业医生进行诊断。

（2）牙周疾病的自我察觉：如果有牙龈红肿，一碰就出血，说明有牙龈炎；刷牙时刷毛上有血迹，咬食物时食物上有血迹，说明有牙龈炎；牙齿有不同程度的松动，牙根暴露或牙龈红肿、有脓，说明已发展到牙周炎；有口臭也说明可能有牙周炎。

（3）预防：为预防牙周病，男性要养成良好的口腔卫生习惯，每天认真有效地刷牙两次，还可使用牙线和其他洁牙用具清除牙刷触及不到的部位。早期牙龈炎的指征是轻微的牙龈出血，用正确的刷牙方法都可以使牙龈出血得到控制。如果一周后还有牙龈出血现象，就应及时找口腔医生检查和治疗。

定期进行口腔检查，最好半年一次；定期洗牙，健康男性每半年一次，有牙周疾患者每季度一次；吸烟是牙周疾病的加重因素，提倡戒烟。

爱夫之语

如果丈夫的牙齿洁白而坚固，外表完整无缺，但一遇到酸、甜、冷、热食物便酸痛起来，这就是牙本质过敏症。常吃核桃，可起到防治作用；丈夫饭后吃些鲜梨，通过细嚼慢咽洗刷牙面、按摩牙龈来消除牙缝中的食物残渣，可防治牙龈充血、萎缩，改善口腔末梢血液循环。

男性尿线分叉，小心前列腺炎

男性朋友有没有留意有时小便会出现尿线分叉的情况呢？是否会想到尿线分叉有时也预示着某些疾病呢？尿线分叉分为正常和不正常两种情况，不能笼统地说是前列腺炎，因此，男性没必要引起盲目的恐慌。但如果长期有尿线分叉的情况，妻子就需要让丈夫注意了。

不少男性早晨第一次小便或在间隔较长时间后排尿，就会出现尿线分叉，很容易尿在裤子上。这是不是前列腺炎的预兆呢？

什么会引起男性尿线分叉

许多男性会问“偶尔的尿线分叉不是病，那是由什么引起的呢？”这大多数是由于尿道口黏连引起的，男性在经过尿流冲洗后，可以恢复正常，所以不必担心。男性平时每天勤清洗下身，注意多喝白开水，就可预防这种现象的发生。有些男性从事的职业，如司机、电脑族、售货员等，经常一忙就顾不上去厕所，这样容易引起尿线分叉。

长期尿线分叉的原因

男性如果有长期尿线分叉的情况，就要注意了，这可能是泌尿生殖系统的某些疾病引起的，如尿道炎、前列腺炎等。男性得了这类疾病除了有尿线分叉这种症状外，还常常伴有尿频、尿急、尿痛等，细菌、衣原体、支原体、滴虫、霉菌等是致病的原因。另外一种情况也会出现尿线分叉：由于病原微生物的侵害，受累的组织器官发生炎症，尿道黏膜渗出物或前列腺分泌物增多，这些分泌物中含有黏蛋白成分，当分泌物流至尿道外口后水分被蒸发，黏蛋白使尿道外口黏连闭合，尿线分叉就出现了。

以正确的心理对待尿线分叉

如果男性长期出现尿线分叉，就要到医院及时进行治疗了，因为，这种“分叉现象”很可能由于炎症性疾病引起的。有些男性一听到前列腺炎就害怕，以为这个病治不好。其实慢性前列腺炎病程虽长，难治愈，但并非治不了。慢性前列腺炎之所以难治，是因为慢性炎症的刺激，加之前列腺腺体包膜增厚，许多药包括抗生素很难弥散到腺体内，因此，腺体内达不到有效的抑菌，难以抑杀致病微生物，治愈停药后常易复发，故疗效较差。只要男性平时避免酗酒和进食大量辛辣食物，注意生理卫生，积极治疗感染病灶，规律的性生活，前列腺炎并不可怕。

爱夫之语

前列腺带给男性的痛苦和麻烦是不言而喻的，但直到现在，前列腺炎仍没有满意的治疗方法，所以，如何预防前列腺炎的工作显得尤其重要，尿线分叉就给妻子和丈夫提了一个醒。

加班一族更易发痔疮

俗话说“十男九痔”，几乎每个人都有过长痔疮的经历。由于现在生活方式和饮食习惯的改变，近年来，痔疮发病的比例有所上升，几乎占了健康人群的一半。而加班一族的男性更是痔疮的多发人群，久坐久站令痔疮难以治愈。妻子应了解哪些知识，才能让自己的丈夫远离痔疮的侵扰呢?

许多男性总是觉得痔疮是个小病，懒得理会，于是把病情一拖再拖，从一开始渗血到滴血，最后到喷血，身体就垮了。痔疮在生活中那么普遍，与哪些因素有关呢?

九成男性饮食习惯差造成痔疮

男性患痔疮，部分与遗传因素有关，其实饮食习惯不良是痔疮的最大“祸首”，九成男性患者的饮食习惯非常不好，喜欢吃油炸煎炒等“上火”食物，拒绝高纤维的蔬菜、水果。肛门皮下血管团曲张会形成痔疮，痔疮的症状有出血、瘙痒、疼痛和脱出四种，人们走路的时候最明显感觉到肛门很塞很撑，似乎肛门要脱出来一样，到了严重的时候，一排便，血就会像自来水一样往外喷。痔疮可通过药物、注射或者手术治疗，现在流行的痔上黏膜切除手术可以把治愈率提高到90%以上。老师、办公室行政人员、服务员等久坐久站的职业是痔疮的高发人群。

痔疮防治有七招

1. 改变生活习惯：要经常换换姿势，避免久站久坐，自我放松一下。

2. 改善饮食习惯：多吃麸皮、麦片、蔬菜、水果，特别是韭菜、菜心梗等有纤维的青菜，能使大便通畅，减少便秘，有效预防痔疮。另外，男性还要避免食用辛辣、油炸食品，减少烟酒。

3. 定时排便：平时可以适量选用牛黄解毒丸、大黄苏打片或者清热解毒的凉茶，养成定时排便的好习惯，最好是早上，这样会使你感到一天轻松。

4. 睡前泡温水：在睡前可以用温热水浸泡肛门15分钟，并在其过程中收缩肛门。

5. 自我按摩肚子。

6. 锻炼肛门括约肌

（1）仰卧，双腿抬高，模拟骑车动作，在空中交替蹬踩。

（2）收缩肛门，上提括约肌，1天做5组，1组20下。

7. 有便秘的男性还可以在自己肚子上由左到右地打圈按摩，这是粪便从形成到排出的路径，可改善便秘。

男性痔疮患者七忌

1.忌饱食　暴饮暴食、进食过饱，会加大痔疮的发病程度。

2.忌辛辣　男性痔疮患者如果经常吃刺激性强的辛辣食物，如辣椒、生姜、大蒜等，可促使痔疮充血，从而加剧疼痛。

3.忌饮酒　饮酒可使痔静脉扩张、充血，痔核肿胀。

4.忌久坐 如果男性痔疮患者久坐不运动，会使腰、臀部的血液循环受到障碍，从而加重痔疮的病情。

5.忌紧腰 男性过紧束缚腰部，会影响肠的正常蠕动，妨碍腹腔及肛门的血液回流，给排便带来痛苦。

6.忌憋便 憋便往往会造成男性痔疮患者排便困难、腹压增加、痔裂出血。这是因为，粪便在肠道里滞留的时间长了，水分被过多吸收，粪便就会变干硬。

7.忌讳疾 男性痔疮患者往往认为痔疮是小毛病就不予重视，还有的会觉得部位特殊而不好意思就医，这样做法都是不对的，会导致病情严重而带来不必要的痛苦。

爱夫之语

如果丈夫得了痔疮，妻子应让丈夫常食易于消化、质地较软的食物；食用富含纤维素的食物，如新鲜蔬菜、水果、银耳、海带等；摄取具有润肠作用的食物，如梨、香蕉、菠菜、蜂蜜、芝麻油及其他植物油、动物油。

Chapter 6

“大丈夫”——运动造就丈夫强健体魄

运动对健康的好处毋庸赘言，但各种运动的保健效果都有所不同。男性要达到不同的保健目的，就要选择各种最佳的运动。比如健脑运动尤以跳绳为佳，跳绳不仅可促进血液循环，还能起到通经活络、健脑和温煦脏腑的作用，提高思维和想象的能力。当男性患有高血压病时，可选择的运动方式有散步、骑自行车、游泳，而不宜采用举、拉、推、挑重物之类活动，因为，这可诱发舒张压上升。滑雪、游泳运动能起到减肥的作用，以游泳为例，由于水的导热率比空气高25倍，在12℃的水里停留40分钟所消耗的热量，即相当于同一温度空气中1小时的消耗量。如果你是年轻男性，也可以选择拳击、举重、爬山等运动，这对消耗脂肪特别有效。妻子不仅要帮助丈夫选择适合自己的运动，还要了解运动的常识，让丈夫从运动中得健康，爱运动，坚持运动。

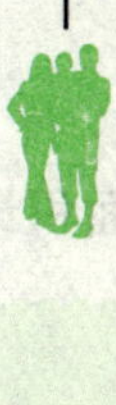

一周健身计划，练就强壮丈夫

几乎每个男人，每天清晨一睁眼，就能感到肩头的重担，因为他是太太的好好先生，儿子的楷模父亲，父母的孝顺儿子，社会的中坚力量。压力多大可想而知。然而出于男性自尊，他们却很少和旁人、即使是最亲密的人来谈论自己，那么，妻子如何帮助丈夫避免他走上早衰、过劳、健康恶化的道路呢？现在就帮他制定一份健康计划！

男性不惜牺牲一切，包括家庭生活、健康、时间等，只为达到目标，而女性则不会。男性的这种大脑思维方式导致了他们更容易患病。一年的健身计划不易制定，那么就从一周开始吧。

一个月中要训练到的肌肉

1. 小腿—比目鱼肌和腓肠肌。
2. 大腿—股四头肌。
3. 腹部—上腹部和下腹部。
4. 背部—背阔肌和斜方肌。
5. 胸部—胸大肌上侧，中侧。
6. 肩膀—肩前束肌，肩中束肌。
7. 手臂—肱二头肌和肱三头肌。

以上肌肉中的胸大肌、背阔肌、腹肌和位于腿部的肌肉面积最大，也最强壮，是所有负重训练的基础和保障。

第一天：负重练习

首先热身10分钟，前8分钟可以选择骑固定自行车或在跑步机上快走，为使肌肉彻底活动开，接着对将要训练的胸部、背部和腿部进行3个时长为15秒的拉伸运动。

1. 杠铃深蹲2组，每组12～15次，组间休息1分钟。

2. 平板杠铃卧推2组，每组12～15次，组间休息1分钟。

3. 仰卧卷腹2组，每组12～15次，组间休息1分钟。

4. 器械坐姿下拉2组，每组12～15次，组间休息1分钟。

这是在第一天中所要做的所有负重练习，注意在组间有1分钟的休息的时候要尽快为下一组的练习做好恢复和准备，务必要进行目标肌肉的拉伸运动，同时还要调整呼吸。第一个动作训练腿部的股四头肌，器械坐姿下拉能够有效地训练到背阔肌的外侧，第二个动作训练胸大肌中部的肌肉，而仰卧卷腹能够训练到腹部靠上接近胸腔的部位。所有的练习在20～30分钟内完成。最后再做10分钟的轻度有氧训练。

第二天：休息

第三天：完成一个月内要训练的肌肉

和第一天一样，先做10分钟的热身练习，接着拉伸手臂和小腿，为接下来的训练做准备。

1. 杠铃弯举2组，每组12～15次，组间休息1分钟。杠铃弯举是肱二头肌训练的基础动作，务必要做到正确。

2. 坐姿哑铃肩上推举2组，每组12～15次，组间休息1分钟。坐姿哑铃肩上推举是对肩膀中束进行训练最常见的训练动作。

3. 仰卧臂屈伸2组，每组12～15次，组间休息1分钟。仰卧臂屈伸能够有效的刺激到手臂上的肱三头肌。

4. 小腿提踵2组，每组12～15次，组间休息1分钟。小腿提踵是训练小腿最有效的动作之一。

5. 仰卧卷腹2组，每组12～15次，组间休息1分钟。

同样，所有的练习在20～30分钟完成，组间1分钟休息时对目标肌肉进行拉伸，并调整呼吸。最后同样以10分钟的轻度有氧训练来结束。至此，第一个月会被训练到的所有肌肉都已经做过一次练习。训练后会出现一定程度的延迟性疼痛，症状会在未来2～4天内自动消失。

第四天：休息

第五天：较低强度的有氧训练

这次会以较低强度的有氧训练代替负重练习，不同于前两次以负重训练为主的课程，其训练强度会随着训练的深入慢慢增加。

1. 有氧训练：可以选择自己喜爱的有氧器械进行练习，20～30分钟。有氧运动完成后可以稍微休息5分钟，然后进行下一个腹肌训练。

2. 仰卧卷腹2组，每组12～15次，组间休息1分钟。

在第六天、第七天休息时，自己可以回想一下本周所有训练过的动作，为下一次的练习做好准备。

爱夫之语

运动可以影响脑神经内释放血清素和脑内啡肽，规律运动可以增加肌肉强度和心肺功能。利用运动提神醒脑，不论大小快慢，重要的在于持续不间断才有效果。妻子要告诉丈夫重要的是贵在坚持。

选择适合丈夫自己的健身方式

人们都知道，健身运动是帮助身体健康的不二法门。丈夫可能很有锻炼身体的意向，但是做着做着就烦了，并且坚持不了多久，那么作为妻子，关键是要选择丈夫喜爱、能让他身心愉悦的一种运动，让丈夫越锻炼越有兴致。

而随着健身狂潮的到来、健身种类的丰富多彩，妻子有没有想过究竟哪个是最适合自己丈夫的呢？下面介绍几个，以供选择：

有氧运动

最流行的有氧运动一般有以下几种：

1.快步走 在有氧运动中最流行的就是“快步走”，并且适合各个年龄段。对于同样的距离，快速行走和跑步消耗的热量是一样的，但快速行走受伤的可能性更小。如果是初练者，可以选择一个平缓的路面，速度可达到1公里15分钟。在提高练习中，可以通过增加坡度或改变地形来进行锻炼，但要注意避免使脚踝受伤。

2.跑步 跑步比快速行走简单、方便，并且节约时间，还能消耗更多的热量。但是对于一部分男性来说，他们会认为跑步比较激烈。如果你是个跑步初练者，可以在前三四个星期交替进行步行和跑步，然后逐渐增加跑步的时间，直到你觉得能舒畅地跑完全程为止。

3.游泳 与其他有氧运动相比，游泳对于心率的锻炼要略逊一筹。而每周做3～4次如跑步、游泳、骑车、滑冰、跳绳等较激烈些的有氧运动可以促进心肺功能，如果你患有心脏病，可以遵医嘱进行一些安全范围内的适当运动。

力量训练

男性朋友做力量训练，最好找一个健身教练根据自身的身体情况做一个3～4个阶段的健身计划，健身教练能教你正确使用每种健身器材，你可以在健身俱乐部里进行练习；也可以选择在家进行锻炼；也可以通过力量训练录像学习，巧用诸如食品罐头、水瓶等家庭生活用品来进行力量锻炼。需要要注意的是，锻炼时要有正确的方法，否则有可能会伤害到你自己，所以，你一定要确定学会如何使用那些东西。

灵活性训练

男性不要忽略灵活性这项锻炼，它不仅能预防抽筋，还能使你的身体进行大范围的运动，现在这种训练非常流行，男性可以根据自己的需要和时间安排上相应的训练班。

1.太极拳 太极拳是我国古老的健身方式，集舒缓优美的动作、缓和的心态和呼吸技巧于一体，在中老年中非常流行，它能够增强你的力量、灵活性、平衡性、协调性，并被认为是关节炎患者最理想的健身方式。男性还可以选择在齐胸的水中进行太极锻炼，阻力的增加可以获得事半功倍的效果。

2.瑜伽 瑜伽已经有2000多年的历史，在美国，大约有600多万人在练习瑜伽。练习瑜伽可以增强你的灵活性、力量、平衡性，并能够减缓压力使身心愉悦。瑜伽通过其独特的方式使你的全身拉伸、移动和放松。无论是高级主管还是家庭妇男都可以参与锻炼，男性可以找一个资深的老师进行学习，或是买录像带在家中自行学习，需要注意的是初学者在开始的时候要量力而行。

3.低强度的活动 低强度的活动有散步、爬楼梯、较重的家务活或跳舞等，男性一天做30分钟是非常有益的。

爱夫之语

另外，妻子还要根据丈夫不同的年龄段选择不同的健身方式。如果丈夫20多岁，可试举重物，也可跑步、游泳、骑自行车，强度为脉搏150～170次/分钟；30多岁应多做伸展运动，隔天锻炼一次。40多岁，网球、游泳、慢跑、跳舞、散步等是可选的运动项目。

让丈夫练就一身“疙瘩肉”

拥有匀称协调的肌肉，是许多男性梦寐以求的事情。一般情况下，人体肌肉是通过超负荷的刺激及适当的休息补偿而变得发达起来的。妻子需让丈夫知道，无论丈夫是想增加肌肉块还是增加肌肉的耐力，都需要在锻炼中把每一块肌肉练得透彻。那么，怎样才能练就一身“疙瘩肉”呢？

如果你刚刚开始健身锻炼，在进行健身时可以把身体分为几个组合进行锻炼，每次一个大肌肉群加上一个小肌肉群，把每个肌肉群都练到位。当然，自已要合理安排时间，只要让肌肉得到足够的休息和营养补充，并且每次都能练透就可以了。

男性手臂肌肉的锻炼

缺乏锻炼的男性常会感到手臂肌肉的力量和弹性被削弱了。备一副1~3磅重的哑铃，每天花3分钟时间进行练习，一个月练下来就会拥有一双结实而有力的臂膀了。

1.使上臂更结实 直立或坐在椅子上，膝关节放原位不动，手臂举着哑铃上下重复15次。然后放下手臂抖动放松后，再做15次以上，再垂臂抖动放松。

2.加强腕部与前臂力量 坐或站立姿势，一手叉腰，一臂屈肘于体侧，前臂与地面平行，手正握哑铃。腕部慢慢下屈，再抬起，重复15次。换手做相同动作。

3.直立俯撑 面墙站立，保持一臂的距离，臂前平举手扶墙。屈肘，体前倾，收紧臂肩部肌肉，以增加阻力，用力推起身体，如同做俯卧撑一样，重复30次，可有效锻炼手臂的肌肉。

男性胸肌的锻炼

1.哑铃卧推 仰卧在平的卧推凳上，两脚平踏在地上，两手掌向上伸直握住哑铃。使两直臂向两侧张开，两臂慢慢弯屈，哑铃垂直落下，下降至最低处时，即做上推动作，上推时呼气。然后向上推起至开设位置，重复做。注意不要把背和臀部拱起或憋气，这样会使肌肉失去控制，不安全。哑铃卧推的重点锻炼部位是：胸大肌、三角肌和肱三头肌。

2.上斜杠铃卧推 仰卧在上斜角度为35~45度的卧推凳上。两手间距比肩稍为宽些，两臂伸直支撑住杠铃位于肩的上部。放下至胸部上方（接近锁骨处）时吸气。当横杠一接触胸部时，即做上推动作，上推时呼气。训练时应注意，一般都采用较宽的握距，横杠放下在锁骨处，这种方法使胸部肌肉更用得上力。这种方法锻炼的重点部位是胸大肌上部，其次是三角肌前束和肱三头肌。

男性腹肌的锻炼

锻炼腹肌，向下弯腰的方法最简单。腰部往下弯，腿直立，手臂及头部下垂，悬在空中，不要强迫自己双手触地，尽量放松，然后自然起身，伸展背部及腿部的肌肉，约停1分钟，再重复3次。一日两次，连续2~3个月就能见效。

另外，仰卧起坐锻炼腹肌的方法也简便易行 为了增强全身肌肉力量，如果再辅以力量器械训练，则效果更显著。锻炼间隔不要超过三天，不要太过于急功近利，因为，亚洲人的肌肉不像欧美国家的人纤维比较粗，练练就能出来。还要合理控制饮食，可以吃点肌酸类的东西。运动后不要马上喝水，实在忍不住就最好喝点盐水。

爱夫之语

在健身时很多男性以为，把身体的每个肌肉群都锻炼一遍，肌肉就会全面增长。其实恰恰相反，每个普通健身者锻炼的时间都在1个小时左右，如果他们想把身体的每个部位都锻炼一遍的话，分配到身体每个部位的锻炼时间并没有多少，一般也就有十几分钟甚至几分钟。所以，妻子可告诉丈夫，有针对性地进行锻炼，练就均匀的“疙瘩肉”不是梦。

按摩穴位来增强性功能

男性增加性功能，其实可以不必吃一些特定的补物，吃食物是可以增强性功能，但是它会让你花掉一些钱，生活中做一些正确的按摩就可以轻松做到，妻子在日常生活中也可以帮助丈夫按摩，既无副作用又方便。

男性朋友可以通过步行、慢跑、登楼、健身舞等进行全方位的锻炼。如果手冰凉，上肢的活动量应适当大些，如果脚冰凉，则下肢活动量可大些。下面将为您介绍按摩疗法来增强男性的性功能。

刺激商阳穴

商阳穴位于食指尖端桡侧指甲角旁，是男性性功能保健的重要穴位，刺激该穴具有明显的强精壮阳之效，可延缓性衰老。男性可在上下班乘公共汽车或电车时，用食指钩住车内的扶手或吊环；或在闲暇时两手食指相钩反复牵拉；或利用伞柄等按摩食指。

刺激全身三穴位

全身有三个穴位是男性性功能保健的要穴，都很容易找，也很方便进行按摩。除了上面说的位于食指的商阳穴外，男性性功能的保健“要穴”还有涌泉穴、关元穴和三阴交穴。

1.刺激关元穴 关元穴是任脉的穴位，位于脐下3寸处，属于沿头面正中贯穿胸腹的任脉。所谓“任脉”，是指不论男女都与其生殖系统有密切关系的一支经脉，任脉上有不少具有强精等效果的穴位。可用指压法按摩刺激关元穴，或是交替用左右手绕脐旋转按摩腹部，刺激任脉上的有关穴位，次数越多越好。

2.刺激三阴交穴 三阴交，是肝经、脾经、肾经三条阴经交会之处。三阴交穴本身属于脾经，位于胫骨内侧、脚内踝上约10厘米处。针灸该穴是治疗男子性功能障碍最常用的穴位之一，主治遗精、阳痿、阴茎痛、小便不利、睾丸缩腹等。因此，经常用手指按摩此穴可增强男子性功能。

3.刺激涌泉穴 涌泉穴位于足底中线前、中三分之一交点处，即脚掌心，足趾屈时，足底前凹陷处。男性每晚临睡前可用热水洗脚，或用手指按压该穴，或赤脚踏上圆木棍，在脚下反复滚动等，都可刺激该穴，有助于性功能。

刺激筑宾穴

三阴交穴上方约2寸、小腿肚内侧为筑宾穴，属足少阴肾经，按摩刺激该穴可增强男性性欲。

按揉气冲穴

气冲穴位于大腿根里侧，此穴下边有一根跳动的动脉。可先按揉气冲穴，后按揉动脉，一松一按的交替进行，一直按揉到腿脚有热气下流的感觉为佳。

按揉、拍打肾俞穴

肾俞穴位于两边腰眼，稍用力各拍打100余下，有壮阳的功效。

爱夫之语

妻子要告诉丈夫按摩穴位时应保持一定的频率和力度，一次按摩持续5～10分钟，以局部酸胀为宜。另外，丈夫按摩用手的指甲不宜过长，按摩时力量不应过大，以免伤害自己。

男性运动随着性格走

随着男性对自身健康的关注度越来越高，投入到健身运动中的男性也越来越多了，那么，该怎么选择最适合自己的运动方式呢？除了职业、年龄、兴趣爱好、生活环境等因素外，个人的性格因素也该成为重要参考指标。所以，妻子可根据丈夫的性格来建议他选择适合自己的运动方式。

体育心理学研究表明，不同的项目，对心理所起的作用不同，选择最合适的运动，将会取得事半功倍的效果。根据不同类型性格可选择其相对应合适的健身项目。

适合紧张型男性的运动

有些人心理缺少锻炼，心理承受能力低下，就应多参加竞争激烈的健身项目，如足球、篮球、排球等项目。此类项目场上形势多变，紧张激烈，只有冷静沉着地应对，才可能取得最终胜利。经常在这种激烈的场合中接受考验，遇事就不会过于紧张，更不会惊慌失措，从而给工作和生活带来进步。

适合急躁型男性的运动

有些男性处世不够冷静沉着，易冲动急躁。那么，这些男性应选择多属静态、单独的运动，如打太极拳、下象棋、长距离散步、练习健身气功、游泳等健身项目。这类活动不会给男性带来情绪的过于波动，有助于调节神经功能，增强自我控制能力。

适合孤僻型男性的运动

有些男性性格内向、孤僻，不善于与人交往，不合群，缺少竞争力。那么，这些男性应坚持参加集体健身项目的锻炼，如选择足球、篮球、排球及接力跑、拔河等团队运动健身项目，不仅能增强自身活力和与人合作精神，还能逐渐改变性格。

适合胆怯型男性的运动

有些男性天性胆小，性格腼腆，动辄害羞脸红。那么，这些男性应多参加要求他们不断地克服胆怯心理，以勇敢、无畏的精神去战胜困难，越过障碍的运动，如游泳、滑冰、拳击、单双杠、跳马等健身项目。男性经过一个时期的这些健身项目的锻炼，胆子会变大，为人处事也会显得从容自然。

适合多疑型男性的运动

有些男性多疑，处理事情不果断，对他人缺乏信任。乒乓球、羽毛球、网球、跳高、跳远、击剑等健身项目要求运动者头脑冷静、思维敏捷、当机立断、判断准确，多疑性男性长期从事这些活动将有助于他们走出多疑的思维模式。

适合虚荣型男性的运动

有些男性虚荣心强，遇事好逞强。那么，这些男性可选择一些难度较大或动作较复杂的运动健身项目来不断地提醒自己，万万不能骄傲，如跳水、马拉松跑等，也可找一些实力水平超过自己的对手下棋、打乒乓球或羽毛球等。

爱夫之语

现实生活中，很多男性缺乏正常人拥有的心理调节和适应能力，特别在这个教育体系以及家庭教育不是那么完善的情况下，常表现出明显的性格缺陷和情感缺陷，妻子可通过有针对性的适当健身运动，弥补丈夫不良性格缺陷，改善丈夫的心理和精神状态。

运动妙方帮丈夫防衰老

30多岁，对于男性来说，正是年富力强的时候，衰老似乎还很遥远。但是，这个年龄段也是男人从青年走向中年的过渡时期，其生理技能已出现微妙的衰退迹象，如体力下降、肌力减弱、肺通气量降低等。因此，妻子需注意，如果自己的丈夫正处于这个年龄段，就要让他有针对性地加强运动了。

下面有3个运动妙方，不仅能增强男性体力，使其精力充沛，还能帮助男性抗衰老。

仰卧两头起

男性平躺于地板或床上，两臂于头后自然伸直，两腿并拢自然伸直。起坐时，两腿两臂同时上举下压，向身体中间靠拢，以胯为轴使身体形成对折，然后恢复原状，再继续做两头起的运动。要注意两头起坐时，四肢要自然伸直，不要弯曲膝盖，要同时动作，不要有先后；两头起时吸气，腿放下时呼气，不要有意憋气。连续做10～15次，每次练习做2～3组，每周锻炼3～5次。初练时，协调性可能较差，手脚不能同时起或对折角度小（手脚碰不到一起）。这没关系，随着时间的推移，可使动作做得完满。可利用早晨起床后或进行其他运动后，以辅助练习进行锻炼。此运动方法能增加男性腰腹力量，提高身体的协调性。

收腹举腿

男性身体仰卧躺在斜板上，两臂伸直，双手握住头后的支撑物，上体固定不动，双腿伸直向上做收腹举腿运动。两腿尽量贴近胸部再放下，再举腿，依次进行。收腹举腿时，两腿伸直，膝盖不要弯曲；腿放下时，速度减慢，可拉伸腹部肌肉；一组做10～15次，做2～3组，两组的时间间隔为2～3分钟。每周做2～3次。

应注意斜板固定的角度可根据自己的体能状况而定，如果腰腹力量较好，斜板的坡度可大一些，如果腰腹力量小，坡度可小些。此种运动方法主要是提高男性腰腹肌力，扩展胸部，增强呼吸功能。

负重踢腿

负重踢腿有三种练习方法：

1. 男性身体直立，用一腿支撑（体质较弱的男性可扶支撑物）身体，在另一小腿上绑上沙袋或别的重物，做前踢腿动作，注意踢的高度应与上体形成直角，在踢5～10次后，再换另一只腿继续进行练习。

2. 除了上面所说的向前踢腿外，可以换作向身体侧方踢腿，向侧方踢的幅度越大越好，踢5～10次后，再换另一侧腿踢动，各交换3次。

3. 这种方法与前踢腿和侧踢腿有所不同，而是屈伸腿。方法是坐在高凳上，一只脚钩住哑铃或小腿绑沙袋或挂上其他重物，上体自然略含胸，两手扶于高凳两侧，不负重的腿自然下垂，负重的腿做屈伸运动，屈伸10次后换另一腿进行，两腿交换3～4次。

男性朋友需注意在做高凳屈伸时，上体不动，以膝关节为轴做屈伸运动；在做前踢、侧踢腿时，腿要伸直，不要弯曲膝盖，上体不动。负重踢腿的方法主要发展男性小腿及大腿股四头肌的力量。

爱夫之语

以上所讲这三种运动，对身体有不同功用，但都有延缓丈夫衰老的功效，妻子要注意，只有让丈夫持之以恒，才能达到好的效果。

男性运动后吃什么减轻疲劳

许多男性在体育锻炼后常有肌肉发胀、关节酸痛、精神疲乏的感觉。认为吃点高营养的，如鸡、鱼、蛋等有效减轻疲劳，然而事实上却相反，那么，吃些什么能减轻疲劳呢？这就需要妻子多了解这方面的知识了。

日本运动营养学家研究发现，经过大量运动之后吃鱼会导致男性更容易疲劳。这是为何呢？

男性运动后吃鱼疲劳的原因

许多男性在健身后，喜欢美美地吃上一顿鱼肉。因为，他们认为鱼肉是一种高蛋白低脂肪的食物，对减脂、塑型非常有好处，还能有效地补充营养、恢复体力、减轻疲劳。能减脂、塑型是对的，然而，能减轻疲劳就大错特错了。这是因为，当男性体力劳动或大运动量锻炼后，身体产生了大量乳酸，所以，男性就会觉得身体很疲惫。而鱼肉是酸性食物，会使血液酸化，运动后吃鱼肉，再加上体内产生的大量乳酸，会加重疲劳的程度。那运动过后可以吃些什么呢？牛奶、蔬菜、水果、海藻等都是不错的选择。

运动后不宜吃鸡、肉、蛋食物

有的男性朋友运动后为了尽快解除疲劳，还会买些鸡、肉、蛋等大吃一顿，以为这样身体不仅得到了营养，还有助于快速恢复体力。其实，此时男性食用这些食品就如同吃鱼肉一样，不但不利于解除疲劳，反而还不利于身体的健康。

人类的食物可分为酸性食物和碱性食物。鸡、鱼、肉、蛋、糖等味虽不酸，但却是酸性食物；酸味的水果，一般都为碱性食物而不是酸性食物，这是为什么呢？这是因为，判断食物的酸碱性，并非根据人们的味觉、也不是根据食物溶于水中的化学性，而是根据食物进入人体后所生成的最终代谢物的酸碱性而定。酸性食物通常含有丰富的蛋白质、脂肪和糖类，含有钾、钠、钙、镁等元素，在体内代谢后生成碱性物质，能阻止血液向酸性方面变化。

多吃碱性食物抗疲劳

从上面所讲的一点来看，可以说明，运动后吃酸性食物不好，吃碱性的食物好。美国一位病理学家经过长期研究指出，只有人体体液呈弱碱性，才能保持人体健康。这又是为什么呢？这是因为，正常人的体液呈弱碱性，人在体育锻炼后，体内的糖、脂肪、蛋白质会被大量分解，在分解过程中，产生乳酸、磷酸等酸性物质，而酸性物质又刺激人体组织器官，所以，会使人感到肌肉、关节酸胀和精神疲乏。若此时单纯食用富含酸性物质的肉、蛋、鱼等，会使体液更加酸性化，不利于疲劳的解除。而食用蔬菜、甘薯、柑橘、苹果之类的水果，由于它们的成碱作用，可以消除体内过剩的酸，降低尿的酸度，增加尿酸的溶解度，还能减少酸在膀胱中形成结石的可能。所以，男性在体育锻炼后，应多吃些富含碱性的食物，如水果、蔬菜、豆制品等，这样有利于维持人体内酸碱度的基本平衡，尽快消除运动带来的疲劳，保持人体的健康。

爱夫之语

强碱性食品有葡萄、茶叶、葡萄酒、海带、柑橘类、柿子、黄瓜、胡萝卜等；中碱性食品有大豆、番茄、香蕉、草莓、蛋白、梅干、柠檬、菠菜等；弱碱性食品有红豆、苹果、甘蓝菜、豆腐、卷心菜、油菜、梨、马铃薯等。体育锻炼后妻子可根据丈夫身体需要或喜好而进行选择。

男性傍晚运动效果明显

众多科学家的研究表明，傍晚是一天中的最佳运动时间，尤其是室外运动。男性运动可选择在傍晚时分，不仅安全而且有效。如果丈夫早上爱睡懒觉，那么傍晚时分是再好不过的选择了，妻子还可以陪丈夫一起锻炼。

不少男性会说，工作很忙，没有时间运动，其实只要坚持每次30分钟、每周3次或每天2次、每次15分钟，如步行、爬山、跳绳、慢跑、室外体操等，就能让你在成就事业的同时拥有健康的体魄。

男性运动为何选在傍晚

在早晨锻炼不好吗？为何选在傍晚呢？这是因为，晨雾缭绕时的空气质量并不好，雾珠中含有大量的尘埃、病原微生物等有害物质。男性在雾气中锻炼，呼吸会随着运动量的增多而加速、加深，从而将雾气中大量的有害物质吸入体内，让锻炼收不到相应的成果。

另外，研究表明，人体血小板的含量在一天内有一定的变化规律，早晨的血小板含量要比下午和傍晚高20%左右，血液黏度高6%，所以，早上锻炼容易造成血液循环不畅和心脏病病发等问题，而下午、傍晚锻炼就会降低这个危险。傍晚时分，人体已经经过了大半天的活动，对运动的反应最好、吸氧量最大，运动效果也更明显。所有这些对忙碌又紧张的中年男性来说，非常重要。

男性春季健身选傍晚效果最好

"一年之计在于春"，春季不锻炼，一年四季都会打不起精神来，所以，春天的健身计划更有讲究。

1.运动前要热身，锻炼后需"冷身" 度过了一个漫长的冬季，身体各器官如肌肉、内脏的功能都处于较低水平，骨骼和韧带更是僵硬得很，高踢脚尖、贸然弯身，甚至是扭腰、跳绳，都容易造成运动损伤。所以，在进入锻炼的正题前，最基本的应当是要做好准备活动。

运动过后要注意"冷身"，所谓冷身，就是男性傍晚锻炼后宜做一些节奏慢的简单运动，让运动时加速循环的血液自动适应身体的变化，避免血压猛然下降，使心脏供血不足，引起昏迷甚至休克、死亡。简单的5分钟左右的慢走，能够有效地消除疲劳。当脉搏减慢至120次/分钟以下，你的"冷身运动"才算成功。

2.多与大自然接触 相比健身房，主张男性在室外运动。这是因为，多与大自然接触，对改善肝脏功能及全身心的健康颇有好处，另外树林、江河、湖边富含负氧离子，有止咳、消除疲劳、调节神经、降压、镇静等功效。对改善呼吸、促进新陈代谢及血液循环很有好处，有效对付"春困"现象。

3.别让汗流得过多 有些男性认为，锻炼出汗越多越好，其实，春季出汗过多容易让毛孔扩张，凉湿之气乘机侵入体内，身体容易受风寒而着凉感冒，还有可能诱发呼吸道疾病，所以，锻炼时身体不要流过多的汗。虽然一定量的汗能起到排毒作用，但中医认为，汗与心和血有莫大的关系，如果汗液排泄过多，则会带走体内一些珍贵的微量元素，从而损阳气、耗心血。因此，男性锻炼到刚出汗就差不多了，锻炼结束时还要立即擦干汗液，换上干净衣物，以防着凉。

爱夫之语

有些男性会问，上午锻炼好吗？其实，上午由于处于两餐之间，进餐后血液都集中在消化道以帮助消化吸收，运动会使血液流向四肢而妨碍肠胃消化作用，时间一长就难免会有消化疾病，身体软弱者还会有餐后低血压，出现昏厥等情况，所以，妻子要建议丈夫不适合此时运动。

白领男性怎样健身才健康

男性到了一定年龄，再熬夜就没有二十几岁时那么轻松自在了，由于身体功能的下降，可能会有心慌的感觉，还有就是体力大不如前，这是因为，男性在30岁后，身体功能会如抛物线般每年以一个百分点递减。所以，男性健身不应只为肌肉，如何让丈夫越锻炼越健康，这才是妻子应该让丈夫更加关注的。

现实生活中，男性的压力日渐增多，宣泄渠道少，往往会忽略自己身体的状况，引发血压、心脏等健康问题。男性可通过各种形式的锻炼，让身体的胆固醇、血脂、血压、血糖等恢复到健康状态，增强自身的抵抗力和免疫力。

白领男性晨练计划

如果你的确很忙，按时去健身房锻炼是不可能的事，那么，就在你一天的工作和生活中抽出几个小时间段，做一些力所能及的健身。比如早晨起床，比平时早起半小时，经过锻炼，几天之后你会发现，你的精力充沛了，办事效率也高了。

1.慢跑加气功 跑前需要先活动一下手脚，也就是热身运动，如压腿、甩手、转腰。根据自身条件而定跑步距离的长短，可以在家使用跑步器来跑，也可以在户外原地高抬腿跑。

很多男性会说，我不会气功，这里所说的气功，就是慢跑后身体舒缓下来，做深呼吸，也叫有氧呼吸气功。具体的可以这样做：双腿叉开与肩平齐，闭眼后全身放松，吸气入腹，憋气的10秒内从丹田运气经胸腔、咽喉、小舌、后脑至腰部脊椎，再缓缓呼出体内气体，循环做20～30分钟。

2.骑自行车 大多数男性认为开车上班不仅有面子，而且还节省时间。这确实如此，却也让你走路和骑车的机会越来越少。

骑自行车上班，倒不失为一项不错的健身运动，锻炼身体不说，还节能环保。你可以穿上运动休闲的服饰，忘记自己的身份，骑上自行车来到单位，然后再换上你的西装开始办公。

3.跳绳加做操 不要以为跳绳和做操只是女性应该有的锻炼方法，男性也可以练习。在家跳绳未尝不可，跳绳不仅可以促进血液循环，供给大脑更多氧气和养分，还能起到通经活络、健脑和温煦脏腑的作用，提高思维和想象的能力。跳绳15分钟后，男性还可再做做体操，这不仅平和了情绪，还让身体各部分肌肉都得到了运动，也以15分钟为宜。

白领男性中午、晚上健身有道

如果你中午、晚上有时间，那么，就用这两个时间段来进行锻炼也是可行的。午饭后可以来点不太激烈的球类运动如乒乓球、网球、羽毛球等，前提是所在单位有活动场地。当视线随球上下、左右、高低运动时，眼外肌、睫状肌不断放松与收缩，能促进眼球组织的血液供应和代谢，有效改善视力。

晚上，如果有应酬，大多男性会在酒足饭饱后，回到家一身疲惫地躺在沙发上看电视。你不妨一周内抽两个晚上，到泳池去游泳，游泳是有氧健身运动，对身体健康有利，另外，由于其手脚并用的运动特点，还能够很有效地减肥。不过晚间运动，还应该以短时间和小运动量为首要条件。

男性也能练瑜伽

男性也能练瑜伽吗？是的，一家健身俱乐部有氧操主管说，“瑜伽是一种身心合一的运动，男女都适宜，并非女性专属。事实上，早在远古时代，瑜伽就是专为男人设计的。因为，瑜伽在初级阶段强调身体的柔韧性，越练到难度大的动作，对力量要求越高，很多动作对女性而言几乎是不可能完成的，而男性却能轻松完成。”

上班族男性经常会感到腰酸背痛，心情也容易烦闷，可以尝试练习瑜伽中的牛头式、蝴蝶式、蝗虫式和骆驼式等功法。一般来说，男性的柔韧度没有女性好，所以，在开始入门时进度不会很快，但随着练习的深入，男性身体的柔韧性会明显增加，体力会变得更好，心态也更加平和。还要注意，练习瑜伽应穿着宽松的衣物，于饭后两个半小时后进行。

爱夫之语

除了锻炼，平时饮食也很重要。很多人都知道这样一个顺口溜：“早饭要吃得像皇帝，中午要吃得像平民，晚上要吃得像乞丐。”除了好的早餐不可少外，妻子还应让丈夫在一天内一定要摄入脂肪和含糖量低、维生素和矿物质含量高的食物。

男性腰部的锻炼方法

忙不完的工作，数不清的应酬，对朝八晚五，整日里埋头于工作堆的上班族男性而言，似乎连起身走走，活动一下筋骨，都成了奢侈的享受。于是，过多的饮食，过少的运动，致使丈夫腰腹部的脂肪越积越多，除了不美观外，妻子可曾想过，它还会危害到丈夫的健康？锻炼腰部势在必行！

在我国传统的养生防病理论中，素有“腰为肾之府”的说法。自古以来，锻炼腰部的方法不少，大多是通过松胯、转腰、俯仰等运动，来疏通腰部的气血运行，起到健肾强腰的作用。那么，有没有简便易行的方法呢？

男性腰部简便锻炼法

1.转胯回旋 双手叉腰，两腿开立，稍宽于肩，调匀呼吸。以腰为中轴，先按顺时针方向，胯作水平旋转运动，然后再按逆时针方向转动，旋转的幅度由小到大，速度由慢到快，如此反复各做10～20次。要注意让上身基本保持直立状态，腰随胯的旋转而动，身体不要过分地前仰后合。

2.前屈后伸 双手叉腰，两腿开立，与肩同宽，腰部充分的前屈和后伸各5～10次。注意运动时尽量使腰部肌肉放松。

3.双手攀足 身体保持直立放松，两腿微微分开，先两臂上举，身体随之后仰，尽量达到后仰的最大程度。做完后仰后稍停片刻，随即身体前屈，双手下移，让手尽可能触及双脚，注意身体前屈时，两腿不要弯曲，否则效果不好，再稍停，然后恢复原来体位。可连续做10～15次。老年男性或高血压患者，弯腰时动作要慢些。

4.拱桥式 仰卧床上，双腿屈曲，以双足、双肘和后头部为支点（5点支撑），用力将臀部抬高，如拱桥状。随着锻炼的进展，可将双臂放于胸前，仅以双足和后头部为支点（3点支撑）来进行锻炼，每次可锻炼

10～20次。

5.交替叩击 两腿开立，与肩同宽，两腿微弯曲，两臂自然下垂，双手半握拳。先向左转腰，再向右转腰。与此同时，两臂随腰部的左右转动而前后自然摆动，借助两臂摆动之力，双手一前一后，交替叩击腰背部和小腹，力量大小可根据自己情况而定，如此连续做30次左右。

去掉腰腹部赘肉的锻炼方法

1.仰卧起坐

①平躺于地或床上，像一般仰卧起坐一样，双腿微弓，起身然后躺下，重复数次。体力较差或久未运动者，可借助于其他帮助，如请人帮忙按住脚背，以便起身。另外双手向前平伸，或轻置脑后，都能帮助运动者轻易起身，虽然效果不如双手交叉于胸前的好，但很适合已有啤酒肚的初运动者练习。

②若想加强上腹肌，可将双脚交叉抬高做仰卧起坐。此外，亦可利用圆凳子，取代双腿抬高的姿势：取高矮适中的圆凳一个，双脚搁于其上，与身体保持90度直角，此种做法可以减轻初运动者的负担，并且效果与双腿抬高交叉者相同。

2.展膝抬腿

①平躺于地，双手紧贴地板，双腿展膝抬高（愈胖的人，膝盖可愈弯），再放下，反复数次，有助下腹肌的锻炼。

②坐于地板上，以臀部为支点，双臂撑住地面，双腿弯曲抬高，再放下。可利用此法来有效地收缩小腹。

爱夫之语

除了以上方法，妻子可让丈夫利用公园里或小区里的单杠或双杠进行练习，双手拉住单杠，然后膝盖微弯抬起，再反复。运动时不要双腿晃动，也不要打直。此运动是很好的强化腹肌的运动。

慢跑对男性的好处

进行轻松的慢跑运动，不仅对保持骨骼健康很有帮助，还能增强呼吸功能，使肺活量增加，提高人体通气和换气能力。氧气对维持人体生命活动是必不可少的，吸氧的能力大小又直接影响到心肺功能，而慢跑时所供给的氧气较静坐时多8～12倍。既然慢跑有那么多好处，妻子应建议丈夫在运动时多多慢跑为宜。

美国疾病预防和控制中心的研究人员对4000多人进行了研究，这些人都是国家健康和营养调查的参与者。研究结果显示，慢跑运动使男性体重较轻，慢性健康问题也较少。

慢跑有利于男性骨骼

研究发现，经常进行慢跑锻炼的男性腿骨的密度比任何运动都不做的男性骨质密度要高8%，比不参加跑步锻炼的男性平均要高5%；研究还表明，即使那些每月只跑步一次的男性，也比不跑步的男性骨密度要大，每月跑步9次以上的男性，骨密度最大。但跑步的作用并不随着次数、强度的增加而一直上升，比如每月跑步20次以上的男性骨密度和少跑12次的男性差不多。研究人员认为，这可能有个最高限度，超过这个限度以后就很难再增加效果。

慢跑可预防心脑血管疾病

慢跑有使血管弹性增强、活血祛瘀、血流增快、改善血液循环的作用。坚持长期慢跑的男性，平时心跳频率可下降到每分钟50～60次，这可使心肌得到较长时间的休整；慢跑时冠状动脉血流量较安静时可增加10倍，即每分钟血流量可达1200～1400毫升；慢跑能能改善脂类代谢，促进全身新陈代谢，防治血液中脂质过高。而体内脂质代谢又与冠心病、高血压、动脉硬化等疾病有联系，慢跑能改善体内脂类物质的正常代谢，降低胆固醇和甘油三酯的含量，可预防和减少胆固醇等脂质在血管壁上的沉积，从而起到防治冠心病、高血压等疾病的作用。慢跑运动还可使人体产生一种低频振动，可使血管平滑肌得到锻炼，从而增加血管的张力，能通过振动将血管壁上的沉积物排除，同时又能防止血脂在血管壁上的堆积，这在防治动脉硬化和心脑血管疾病上有重要的意义。

慢跑锻炼，让男性远离阳痿

医学研究发现，男性阳痿的情况在慢跑爱好者中较为少见，长时间参加慢跑运动的男性患上阳痿的几率大大降低；适当进行慢跑锻炼，不仅对于预防阳痿非常有好处，还能有效地提高人们生育的能力，避免男性不育情况的发生。

阳痿可以被视为心血管疾病早期的警讯，因为，当体内血液无法畅通时，会明显地表现在阴茎勃起上。而慢跑，能有效预防心脑血管疾病，一项研究显示，一个每天通过慢跑运动至少消耗掉200卡路里的男性，这种病症的患病几率比那些不运动的男性要低许多。

爱夫之语

妻子需注意，空腹时和刚吃完饭时，不要让丈夫进行慢跑，正确的做法是用餐后休息30分钟至1个小时再去慢跑。跑步时所选择鞋的鞋底应有弹性且厚一些，因为，这样可以减轻脚和膝关节的负担。

如何运动才能减脂与增肌一举两得

想减少体脂？想增长肌肉？想一举两得？在做出决定之前你必须明白，没有人能真正做到两全其美，但是掌握好两者兼顾的人一定能够胜出。虽然增肌与减脂两个目标难以同时两全，但是如果妻子让丈夫花一些时间确定自己的主要目标，然后据此做出一个明智的训练计划并认真执行，获得理想的结果并非难事。

在这里给出三个针对不同的目标的建议，执行其中一个计划并不意味着必须长期不改变，你可以在任何时候根据自己训练重点的变化做出调整。

以减少体脂为主要目标的有氧运动计划

如果男性以减少体脂为目标，那么，腹肌练得再多也没有什么用了，这时需要每周需练5～6次有氧运动，每次30～60分钟，这样，才能尽快地把覆盖在腰肌上的脂肪层减薄。另外，男性朋友需注意了，当减肥成为主要目标时，饮食也必须注意。中低水平的热量摄入加上大量的有氧运动可保证计划的成功。

当你减去体脂时，你会发现肌肉也减掉了一部分，这是为什么呢？因为，大量的有氧耐力运动可使肌肉的代谢产生一些细微变化。负责输送氧气的慢肌纤维会得到发展，而负责力量的快肌纤维会有所减弱。这时，你可能举不起以往能够举起的重量。如果不想出现这种现象，那么，在此阶段你不能完全放松力量练习，每周要保持两次中等强度的练习，间隔不超过3天。其中一次主要练下肢，另一次练上肢。

以增长肌肉为主要目标的有氧运动计划

为了最大程度地发展肌肉，你可以把身体各部位分成几个组来练习，如胸、肱三头肌、下肢、背、斜方肌、肱二头肌。练三天后休息一天，然后再开始下一个循环。在肌肉增长阶段不应限制饮食热量的摄入，因为，只有身体处于“正平衡”的状态，肌肉才有可能增长。

另外，跑步会消耗大量的热量，以致肌肉不可能有生长的机会，所以，尽量避免把力量练习与跑步安排在同一天进行，因为，当身体处于能量“负平衡”状态时，肌肉会首先被当作能量消耗掉，然后才轮到脂肪。把力量练习以外的有氧运动限制在1周3次，每次30分钟。这样既可以保持心血管系统的健康，又不会引起可能的肌肉损失。如果你必须在同一天又练力量又做有氧，至少也得先练力量，趁体力与能量都处于高峰时，让肌肉得到充分刺激。随着肌肉成分的增加，身体的代谢率也会随之提高，这会更有利于体内脂肪的消耗。

两者兼顾的计划

如果你想减脂与增长肌肉一举两得，那么两种运动所花费的时间应该基本相同。你可以实行有氧与力量隔日轮流进行的计划。每次练习肌肉时，可以把“平卧推举；上斜哑铃推举；坐姿划船；哑铃侧平举；肱二头肌弯举；肱三头肌滑轮下压；腿屈伸”这七个练习每个做2～3组，每组10～12次。在此期间，还要注意保持蛋白质、碳水化合物、脂肪的平衡，要摄入充足的热量以避免肌肉由于大运动量而流失。保持体重的平稳是一个关键，每天每公斤体重需要40～50千卡热量来维持运动消耗与日常活动的平衡。

爱夫之语

划船与变速的有氧运动可同时对有氧代谢系统和肌肉提供锻炼，因此，无论丈夫的目标是增肌、减脂，还是两者兼顾，都是适用的。但是这些练习强度很大，妻子必须先让丈夫打下一个较好的有氧运动基础（4～8星期，每星期3次，每次30分钟锻炼），并取得医生的同意才可实行。

男性强肾的运动方法

男性身体是否健壮，与肾的强弱有关。当严冬到来时，身体需要有足够的能量和热量以御守，如果虚弱，就会因“火力不足”出现头晕、腰膝酸软、气短、乏力、尿闭、心慌、小便失禁等症状，这是肾阳虚。从现在起妻子可以学习几种按摩方法，保养好丈夫的肾。

从“生命在于运动”这一养生的基本理论出发，通过运动养肾纠虚，是个好方法。下面介绍几种有助于养肾纠虚又简单易学的运动方法。

1.两种腰部按摩操的做法

（1）两手掌对搓至手心热后，手掌心朝里放至腰部，上下按摩腰部，至有热感为止。此法可温肾健腰，腰部有督脉之命门穴，以及足太阳膀胱经的肾俞、大肠俞、气海俞等穴，搓后感觉浑身发热，具有温肾强腰、舒筋活血等作用。可早晚各一遍，每遍约200次，此运动可补肾纳气。

（2）腰为肾之府，常做腰眼按摩，可防治中老年男性因肾亏导致的慢肌劳损、腰酸背痛等症。可两手握拳，手臂往后用两拇指的掌关节突出部位，自然按摩腰眼，向内做环形旋转按摩，渐渐用力，以至酸胀感为好，持续按摩10分钟左右，早、中、晚各一次。

2.强肾健身操

（1）端坐，右臂屈肘，左臂屈肘放两腿上，手掌向上，做抛物动作3～5遍。做抛物动作时，手向上空抛，动作可略快，手上抛时吸气，复原时呼气。

（2）端坐，两腿自然下垂，保持全身放轻松，先缓缓左右转动身体3～5次。然后，两脚向前摆动10余次，可根据个人体力，酌情增减。转动身体时，躯干要保持正直，不宜俯仰，动作要自然、缓和。常练此动作，腰、膝得以锻炼，对肾有益。

（3）端坐，两腿自然分开，与肩同宽，双手屈肘侧举，手指伸向上，与两耳平。然后，双手上举，以两肋部感觉有所牵动为度，随后复原。双手上举时吸气，复原时呼气，且力不宜过大、过猛。做动作前，全身宜放松。可连续做3～5次为一遍，每日可酌情做3～5遍。这种动作可活动筋骨、畅达经脉，同时使气归于丹田，对年老、体弱、气短男性有缓解作用。

（4）双脚并拢，两手交叉举过头顶，然后弯腰，双手触地，继而下蹲，双手抱膝，默念“吹”但不发出声音。如此，可连续做10余遍。常练习，有补肾、固精、壮腰膝、通经络的作用。

3.脚心按摩法 涌泉穴直通肾经，位于脚心，男性可在每日临睡前用温水泡泡脚，两手互相擦热后，用左手心按摩右脚心，右手心按摩左脚心，每次100次以上，以搓热双脚为宜。这种方法有强肾滋阴降火的功效，对中老年男性常见的虚热证效果甚佳。

爱夫之语

有的男性由于体内津液亏少，滋润、濡养等作用减退，临床表现为形体消瘦、腰膝酸软、盗汗、眩晕耳鸣、口燥咽干、潮热颧红和小便短黄等，此为肾阴虚。除了以上所讲的按摩方法外，妻子可让丈夫多晒太阳，多食热量高和温补肾阳的食品，选服补肾的药品等等。

男性训练大腿肌肉的四种方法

大腿肌肉是男性身体力量最强、体积最大的肌群之一，它不但对男性的全身力量至关重要，而且对身体的代谢率也有很大影响。大腿肌肉包括前面的股四头肌、后面的股二头肌。两侧的内收与外展肌，其中最主要的是股四头肌与股二头肌。掌握锻炼方法，妻子也可以在一旁指点、帮助老公。

以下4个练习可以自由组合，每次做其中的2~3个动作。由于是大肌肉群双关节动作，组间的休息时间根据强度从60秒到90秒比较合适。

1.斜蹲 斜蹲可以使你更放心地练腿，它的特点是腰部承受的压力比下蹲要少，而且通过调整两脚的摆放位置，你可以有针对性地把练习重点放在股二头肌（脚靠前）或股四头肌（脚稍靠后）。斜蹲的深度也是过了90度即可，不用降得过低，尤其注意不能让重力的惯性把大小腿折叠在一起，因为，这样非常容易把臀部拉离靠垫，造成严重的骶骨损伤。

2.宽、窄站距下蹲

（1）宽站距下蹲：两脚分开的距离大于肩宽，脚尖分开的角度按钟表指针的位置大约是“1点58分”。杠铃要舒服地落在斜方肌中部，而不是在颈后，这样更有利于减少腰肌的负荷。下蹲的动作就像要坐在板凳上，身体向后下方降低。下蹲的深度比普通下蹲略浅，大腿刚刚低于与地面平行线即可。这个下蹲方式通常为力量举运动员所采用，经过练习能够使用很大重量。在动作中大腿内收肌也能得到较好的锻炼。

（2）窄站距下蹲：这种站姿是指站距比肩宽稍窄，脚尖向前。窄站距下蹲可以下蹲得比较深，低至大腿接近小腿，但千万不要依靠反弹完成动作，那样对膝关节有害，并且难以保持腰部收紧。由于两脚距离较近，稳定性稍差，所以，窄蹲的重量会小于普通下蹲，但是对股四头肌的刺激会有增加。如果你的踝关节柔韧性不是很好，在蹲下时有抬起脚跟的倾向，可以穿专用的举重鞋或者在脚跟下垫一个1～2厘米厚的木条或杠铃片。注意不能垫太高，因为，脚跟太高会破坏动作的稳定性，在下蹲时身体容易前倾。这两种下蹲可与普通下蹲轮流使用，让肌肉得到不同的刺激。

3.罗马尼亚硬拉 硬拉通常是针对下腰部肌肉的，这个练习对发展股二头肌的作用超过了各种腿弯举。但是，如果你把腿伸直一些，股二头肌与臀肌将同时得到锻炼。罗马尼亚硬拉与普通硬拉的最大不同之处，是你把杠铃从架上提起，先通过等长用力把它缓慢下放置膝关节的高度，再挺身蹬腿直立还原。注意提出杠铃后要把挺胸、收腹、收腰、肩向后展的动作做好，双膝始终保持微屈。下降杠铃时，从髋关节做体前屈，不能弯腰。这个练习是从直腿硬拉发展而来的，它避免了锁定膝关节的可能伤害以及对股二头肌的过分抻拉，但又保持了对发展大腿后部肌肉的作用。

4.农夫行走 这个练习对于股四头肌、大腿内侧肌肉、臀肌的发展很有效，所谓“农夫行走”实际上是连续的弓箭步下蹲。动作的关键是保持平衡与规范，使用重量由轻到重，行走距离可以是每组10～20步，每次2～3组。应注意在双手握哑铃悬于体侧之后，上身要始终保持正直，让重心垂直向下，身体不能后仰或前倾。迈出一步后身体下降，屈腿下蹲，前腿膝关节不能超过脚尖，后腿膝关节指向地面，脚跟抬起。下降至前大腿与地面平行就可以蹬起，后腿借力后蹬，向前迈出下一步。

爱夫之语

妻子应注意，丈夫练习后放松与热身一样重要。训练后的放松伸拉却是非常重要的，它能够防止肌肉的弹性下降，提高柔韧性，并减轻可能出现的肌肉酸痛。抻拉并不需要很长时间或很复杂的动作，主要针对股四头肌与股二头肌各做几组静力抻拉，每组持续30～40秒时间即可。

Chapter 7

白领丈夫——上班族的健康之道

在很多白领中流传着这样一个顺口溜：做白领难、做男白领更难、做健康的男白领是难上加难。看似玩笑的一句话，却实实在在地揭示了在当今社会里白领男性的健康形势日益下滑这一严酷现状。不得不承认，繁忙的工作交际、丰盛却不平衡的饮食、日益减少的休息、极其缺乏的运动等不健康的生活方式导致男白领们的健康一再透支，长此以往，各种各样的疾病也悄然袭来。没有时间吗？其实，不妨每天挤出一点时间，在吃上多注意，做做保健，做做运动，自己的健康保障一定会得到极大提升。多吃高纤低脂食物，少吃油腻高热量食物，不仅保持身材，还能预防脂肪肝、高血脂的发生。提前两站地下车，快步走十多分钟去上班；不乘电梯，尽量爬楼梯；午休时间以散步代替趴在桌上睡觉，这些都是很好的运动。定期清理办公桌的桌面、彩显、键盘、鼠标等，能让你远离细菌少得病。持之以恒，相信成为一名健康的男白领就不会再是难上加难了。

警惕笔记本电脑侵蚀男性健康

笔记本电脑在人体工程学方面存在严重缺陷，屏幕与键盘间距离太近，僵着脖子低头看屏幕，可能造成颈肌损伤；将机器抬到眼睛适合的位置，又可能造成肩臂肌肉劳损。而大部分男性在工作中，往往会用到笔记本电脑，那么，妻子应让丈夫怎样做呢？

临床显示，76%以上的上班族颈椎病都是劳损导致的，主要是工作姿势性劳损。

常使用笔记本电脑易得颈腰椎病

长期使用笔记本电脑的男性，因长时间保持一种固定姿势会使腰部受损，呈现酸痛，严重者可发生腰肌劳损和椎间盘退行性变；脖子（颈部）也处于一种前倾姿势，长期处于这些姿势会引致软组织的劳损和椎间盘的损伤，脖子有酸胀感，严重的会导致放射状疼痛和头晕、呕吐等症状。另外，敲击键盘时，男性的上臂常处于前伸状态，保持上臂前伸的斜方肌持续紧张，也会引致肩部疼痛。

攻略：

1. 用电脑时应保持正确的姿势，腰要挺直，桌面高度要适宜。

2. 在笔记本电脑前持续工作1小时以上应休息一会儿，进行适当的活动，最好做些松弛肌肉的保健操，多活动四肢、腰、颈和背部，以减轻疲劳。

常使用笔记本电脑致使皮肤过敏

如果男性长期处于电脑屏幕前，并且每日都在10个小时左右，对皮肤的健康是有非常不利的，皮肤会呈现出弹性不足、干燥、较易衰老、呈现皱纹等情况。而对于本身为过敏性皮肤的男性而言更会如此。这是因为，处于开机状态的显示器周围会汇成一个静电场，发生的静电会把周围空气中悬浮的尘埃更会是螨虫、螨尘都吸附过来，使皮肤特别是面部皮肤受到辐射，就可发生过敏性皮炎，出现红斑、小丘疹、皮肤干燥、脱屑等过敏现象。

攻略：

1. 用过电脑必须要洗脸，清洁面部皮肤上吸附的尘埃、螨虫、螨尘等微量过敏元素。

2. 要保持室内的清洁，时常通风。最好时常用湿布蘸着抗静电剂擦拭电脑和桌面。假若房间较为干燥，最好在笔记本电脑旁边放一盆水。

3. 尽量多喝茶、多补充维生素C，以加增皮肤的弹性和含水量。

4. 每日在电脑前的时期最好不要多于2～3个小时。

膝上操作电脑等于“烘培”生殖器

不少年轻男性都喜欢随身携带手提电脑，可以随时随地玩，尤其是一些现场发稿的媒体从业人员或是紧急情况的技术处理人员，可能随时随地就在自己膝盖上打开了电脑。根据调查显示，将电脑放在膝盖上使用，大腿的热量可使阴囊的温度提高摄氏2.1度，电脑的热量会使阴囊温度再升高摄氏0.7度。而喜好用膝盖支撑电脑使用的人群，往往是工作有此需要或习以为常的人，所以，它可能不会是偶然出现一两次就消失，而是密度大、时间长地反复“烘焙”男性生殖器。长此以往，生育能力肯定会打折扣。

爱夫之语

如果丈夫是电脑族，脑力劳动大，妻子应提醒丈夫多食用富含糖类的食品，如大米、面粉、小米、玉米、红枣、桂圆、红薯等，确保大脑灵敏运转。此外，加增优质蛋白质可使确保大脑的惯例工作，所以，提醒丈夫多食用富含优质蛋白质的食品如禽类、蛋类、奶类和奶制品、水产品、瘦的畜肉、大豆和豆制品。

键盘是个新的垃圾场

说电脑键盘是一个新的垃圾场，一点不过。用力磕打办公室里的一副电脑键盘。发现除灰尘之外还藏有很多杂物：饼干屑、咖啡粉、橡皮屑、头发等等。有资料显示，这类键盘垃圾是以平均每月2克的速度堆积而成的。那么，作为白领男性的妻子应提醒丈夫该怎样做呢？

除了垃圾，男性朋友是否知道，键盘上还潜伏着大量肉眼看不到的细菌。那么，都有什么样的细菌呢？

电脑键盘细菌多

这里有一个实验，取三副分别来自家庭、办公室、网吧的键盘，将其送到医院的检验中心，进行细菌采样分析。研究发现，细菌计数结果为：网吧键盘上细菌数量是办公键盘上的2倍，是家用键盘上的20倍。四天后，在培养皿中还发现了很多致病细菌，如链球菌、绿脓杆菌以及沙眼衣原体等。

键盘细菌易成为传染源

如果操作电脑的手被污染了或者手本身就感染很多病菌，那么，在进行键盘操作的时候，很可能就会把这些病原体带到键盘上，而此时电脑键盘就会成为细菌滋生的温床和疾病传播的中转站。某种程度上，经多人长期使用后未经清洁处理的键盘，比餐厅中未经消毒的碗筷还要脏，这成为威胁使用者健康的一个潜在杀手。如果被污染的键盘没有经过特殊的处理，这种污染就有可能威胁到下一个操作者。一些办公室人员经常出现的消化道疾病、皮肤病以及眼病等症状，很大程度上与使用键盘等公共物品所造成的交叉感染有关系。

键盘能使男性传染上红眼病

根据美国科学家对2002年某大学内爆发的红眼病流行所做的研究表明，该校的公用计算机键盘是使部分学生患上红眼病的主要感染源。红眼病实际上就是急性结膜炎，那么，它为什么能通过键盘接触来传染疾病呢？这是因为，尽管红眼病的病原体离体以后存活时间不长，但是键盘的使用非常的频繁，前一个人停止了，后一个人可能就接着操作，这个时候可能就会污染你的手，手上有温度，有汗液，具备这种病原体的一些基本的营养条件，就可以使这些病原体在下一个人的体表存活。经过他的接触，再去揉他的眼睛，就有可能使群体爆发红眼病。

怎样清洗键盘

1.**拍打键盘**　关掉电脑，切断电源，将键盘从主机上取下。在桌子上放一张白纸，把键盘翻转朝下，距离桌面10厘米左右，拍打并摇晃。你会发现键盘中有许多“存货”掉出来。

2.**吹掉杂物**　使用吹风机对准键盘上的缝隙吹是个不错的办法，注意温度不要太高，吹风机可以吹掉附着在其中的杂物，然后，再次将键盘翻转朝下并摇晃拍打。

3.**擦洗表面**　有人喜欢用湿抹布来擦洗键盘，觉得专用电脑清洁剂没必要。其实，湿抹布虽然可以去除掉键盘上的部分污渍和病毒，但是大部分的病毒还会残留在键盘上。另外，湿抹布中的水分很有可能会渗进键盘的缝隙之中，导致键盘零件的生锈或氧化，从而损害电脑键盘或减少它的使用时间。使用电脑专用清洁剂有什么好处呢？好处就在于泡沫式清洗的方式，不会渗透进键盘内部破坏防护层，而且能彻底杀灭病毒和细菌，保护人体的健康。

爱夫之语

丈夫使用键盘时，妻子可提醒他注意下面几点：使用前、后一定要洗手，可随身携带含消毒成分的手油；操作键盘时不要吃东西；定期清洁键盘，并保持键盘的通风干燥，避免细菌滋生；在使用网吧等公共电脑前，可用消毒纸巾进行键盘擦拭，避免交叉感染。

白领丈夫的8大短命生活方式

“忙忙忙，忙到白了头”。许多男性认为，正当壮年的时候，应该打拼一番，于是挑在肩上的工作生活压力渐增。忙碌的白领阶层在“金钱”与“健康”的物物交换中，损失掉的是什么呢？其实，男性越拼命越要更加善待自己，而妻子对于丈夫身心出现的各种危险信号，不容忽视。

白领男性究竟选择什么样的方式来应付忙碌的工作和生活？以下是如今白领最危险的八大生活方式，而生活方式不健康，极易缩短寿命。

极度缺乏体育锻炼

许多男性知道锻炼身体好，但就是懒得锻炼，要么说自己没时间，要么说没有精力。由于长期不锻炼而造成疲劳、昏晕、肥胖等现象就不足为怪了。在对932名男性进行调查显示中，只有96人每周都固定时间锻炼，68%的人选择了“几乎不锻炼”。长期不锻炼还极易引发肥胖和心脑血管疾病。

缺乏主动体检

许多男性认为体检既浪费钱，又浪费时间，其实体检的好处大家都知道，它不仅能及早发现潜在疾病，还能警示人们积极采取措施。在对932人进行调查时，发现有219人从来不体检。

有病不求医

为了一点小病去医院检查太小题大做了，许多男性会这么认为。事实上小病有时就是大病的征兆，于是出现了这种现象——将近一半的男性在有病时自己买药解决，有1/3的男性则根本不理会任何表面的“小毛病”。这样造成的结果是，许多疾病被拖延，因而错过了最佳的治疗时间，而一些疾病在药物缓解作用的掩盖下，而积累成大病。

不吃早餐

早上匆匆起床、洗脸、刷牙，就开始在路上狂奔了，哪有时间吃早餐啊，大部分上班族男性会这样说，于是不吃早餐很正常，吃上符合营养要求的早餐是奢求。在这次调查中，不吃早餐或者胡乱塞几口成为普遍现象，只有219人是有规律、按照营养要求吃早餐的。

三餐饮食无规律、睡眠时间短

早餐吃不好也就算了，如果三餐再饮食无规律，那身体岂有不垮之理？调查发现，有超过1/3的人不能保证按时进食三餐，确保三餐定时定量的人不满半数。调查发现，有超过6成的人经常不能保证8小时睡眠时间，另外有7%的人经常失眠，没有充足的睡眠自然不会有好精力。

长时间处在空调环境中

夏天，白领男性超过7小时呆在办公室中，而回家又呆在自己家的空调房中，有时冬天亦是如此。长久以往，“温室人”的自身肌体调节和抗病能力下降，出现疾病问题也就见怪不怪了。

面对电脑过久、常坐不动

调查发现，有31%的男性经常每天使用电脑超过8小时，过度使用和依赖电脑，除了会带来辐射，还使眼病、腰颈椎病、精神性疾病的发生。在被调查者中，有大部分人的工作习惯是一旦坐下来，除非上厕所，就轻易不站起来。久坐，不利于血液循环，会引发很多新陈代谢和心脑血管疾病，坐姿长久固定，也是导致颈椎、腰椎发病的重要因素。

与家人缺少交流

与家人交流有什么好处？有时只会给自己徒增烦恼，许多男性这样回答。调查发现有超过41%的办公室男性很少和家人交流，即使家人主动关心，32%的人也常抱以应付的态度。这样导致的后果是，在缺乏交流、疏导和宣泄的情况下，办公室男性的精神压力与日俱增，极易出现各种疾病。

爱夫之语

作为妻子，可平时多关心丈夫，及时与丈夫进行交流，以减少由于精神压力而造成的疾病，平时多关心丈夫日常起居，多警惕身体危害信号，做到有病早就医。丈夫在享受家庭温暖的时候，也减少了疾病带来的痛苦。

男性长期使用手机危害多

许多男性都知道手机会带来辐射，然而除了辐射，它还会带来哪些危害呢？降低生育能力，增加患脑癌的几率。说到这儿，男性可能会感到惶恐，那么，手机就不能用了吗？不，妻子可以告诉丈夫让他把手机放在合适的地方。

美国科学家23日在该国生育药物协会举行的会议上公布了一项最新研究成果，表明经常使用手机会大大降低男性的生育能力。

频繁使用手机会降低男性生育能力

匈牙利塞格德大学进行了一项研究，那就是对221名使用手机的男性进行为期1年多的跟踪，发现经常携带和使用手机的男性的精子数目可减少多达3成，那些每天使用手机通话超过4个小时的男性，其精子数量的总数比完全不使用手机的男性的精子数量要少40%，这一系列研究表明，手机的使用会使男性生育能力下降。研究还发现，使用手机越频繁的男性，精子能力的4项指标，数量、运动能力、与卵子结合的能力以及形态下降得就越快。

有些男性会问，如果手机待机有没有杀伤力呢？研究发现，手机在待机状态也能造成损害。这是因为，虽然手机不在使用中，但它也会不断发射讯号，跟最近的网络站保持联络。使用手机的男性面对的最大的危险是把手机系在腰带或放在裤袋内，这会对精子的制造和男性的生育能力造成不良影响，降低精子的浓度和游动能力。

男性长期使用手机容易患脑癌

男性长期使用手机会增加罹患脑肿瘤的危险吗？许多男性会认为这是夸大其词了，然而这是瑞典科学家公布的一项研究结果，并且有事实根据，瑞典国家职业卫生研究所的研究人员对长期使用手机的男性做了规模最大的一次调查——对905名已经被确诊的脑部恶性肿瘤患者的手机使用情况进行了跟踪研究，研究结果发现，一生中拨打或接听手机时间总和达2000小时甚至更长的男性，平常用来使用手机的那一侧大脑出现恶性肿瘤的可能性会增加240%。研究人员说，可使用免提装置可以降低这种危险。

手机应该放在哪里

有些男性喜欢晚上用手机聊天，睡觉时随手就把手机放在枕头边，并且不关机，这是很不好的习惯。有些男性把手机塞在裤子口袋内，其实这对精子威胁最大，因为，裤子的口袋就在睾丸旁边；有些男性经常把手机挂在腰部或腹部旁，手机收发信号时产生的电磁波就会辐射到人体内的精子，这还不算，如果精子长时间受到手机微波辐射，还有可能产生DNA病变；还有的男性冬天将手机放在上衣的口袋里，这里需要指出的是手机周围的电磁波辐射会对人体造成伤害，心脏功能不全、心律不齐的男性尤其要注意不能把手机挂在胸前。

正确的做法是男性使用手机时，尽量让手机远离腰、腹部及胸部，外出时可以把手机放在皮包里，这样离身体较远。当使用者在办公室、家中或车上时，最好把手机摆在一边。

爱夫之语

不要把手机放在枕头边；不要把手机放在腰、腹、胸部，不要长时间的打电话；接电话时为降低辐射可改为免提。丈夫如果经常忘记，那么，妻子可适时提醒他。

男性疲劳驾驶要不得

疲劳驾驶，是指驾驶人在长时间连续行车后，产生生理功能和心理功能的失调，而在客观上出现驾驶技能下降的现象。据有关部门统计，旅途中的重大交通事故1/3以上是疲劳驾驶引起的。对于丈夫的疲劳驾驶，妻子并不是什么忙都帮不上，多了解这方面的知识，就可以让丈夫防患于未然。

引起疲劳驾驶的因素是多方面的，驾车出游旅行的车主，一定要谨防旅途中疲劳驾驶。

疲劳驾驶是这样形成的

1. 不了解路途情况，事先也没有做好旅途计划，以至于不能合理安排作息而造成疲劳驾驶。

2. 出游前太兴奋或一些原因导致睡眠不足，驾驶人长时间坐在固定的座位上，很容易昏昏欲睡，从而引发事故。

3. 驾驶过程中精神高度集中，眼睛总是盯着公路中心线，加之驾驶时间过长，很容易出现眼睛模糊、腰酸背痛、反应迟钝、驾驶不灵活等驾驶疲劳现象，从而导致疲劳驾驶。

疲劳驾驶带来的危害

当男性驾驶处于轻微疲劳状态时，会导致换挡不准确、不及时现象的发生；当男性驾驶处于中度疲劳时，会导致操作动作迟缓呆滞，有时甚至会忘记操作；当男性驾驶处于重度疲劳时，往往会出现短时间睡眠现象，下意识操作从而失去对车辆的控制能力。在以上情况下，如果继续勉强驾驶车辆，则可能导致交通事故的发生。

主动预防疲劳驾驶的办法

1.养成良好的饮食习惯，提高身体素质 为防止眼睛干燥、疲劳、夜盲症的发生，男性驾驶者多吃富含维生素A、C、B_1、B_2的食物；防止便秘和痔疮，男性驾驶者可多吃纤维性食物，以增强胃、肠的蠕动；为减轻驾驶中的焦虑和烦躁感，男性驾驶者可多吃含钙量较高的食物；饭量以七、八成为好，饮食应细软，膳食宜选择易消化、营养价值高的食品。

2.保证足够的睡眠时间和良好的睡眠效果 如果你明天要开一整天的车，那么养成按时就寝和良好的睡眠姿势很重要。睡前1.5 ~ 2小时内不饮食，睡前1小时内不多饮水，不进行过度脑力工作；每天保持7～8小时的睡眠；床不宜太软，被子不要过重、过暖，枕头不宜过高；卧室内保持通风、清洁。

3.科学的安排行车时间，注意劳逸结合 男性驾驶者连续驾驶时间不应超过4小时，如果连续行车超过4小时，应停车休息20分钟以上；夜间长时间驾驶，应由2人交替轮流，每人驾驶时间应在2～4小时。

4.注意合理安排自己的休息方式 男性驾驶者不要长时间保持一个固定姿势，为促进血液循环，可时常调整局部疲劳部位的坐姿和深呼吸；在停车休息时，下车活动腰、腿，放松全身肌肉，以预防驾驶疲劳。

5.保持良好的工作环境 行车中，保持驾驶室空气畅通、温度和湿度适宜，减少噪声干扰。

缓解暂时疲劳驾驶的方法

减轻和改善疲劳，可采取以下方法：

1. 用清凉空气或冷水刺激面部。

2. 喝一杯热茶或热咖啡或吃、喝一些酸或辣的刺激食物。

3. 收听轻音乐或将音响适当调大，促使精神兴奋。

4. 做弯腰动作，进行深呼吸，使大脑尽快得到氧气和血液补充，促使大脑兴奋。

5. 用双手以适当的力度拍打头部，疏通头部经络和血管，加快人体气血循环，促进大脑的兴奋。

爱夫之语

在夏季炎热天气或驾驶室内温度过热的环境下驾驶车辆，温度高、空气流通差，驾驶人很容易疲劳。妻子应提醒丈夫，夏季炎热天气行车，应尽量保持驾驶室空气畅通、温度和湿度适宜，出现疲劳时应及时停车休息，不得勉强驾驶车辆。

办公室男性小心直肠癌

一个忙碌的30岁男性白领的24小时通常是这样度过的：8~10小时坐在电脑前；2个小时左右坐在沙发里看电视、报纸；3个小时左右在各种交际场合杯筹交错；剩余时间本来已经不多，还要留出一大部分交给睡眠。妻子是否知道，久坐不动和高脂的饮食习惯会联合导致男性直肠癌的高发？

现在的男性实在太缺少运动了，下面作一个测试，如果以下问题中至少有一个你回答了“是”，那么，你就应该比其他人更留意直肠健康。

直肠健康小测试

1.喜欢高脂及油炸食物 高脂及油炸食物热能高而纤维素少，不利于肠道的蠕动。这些食物有猪皮、猪蹄、肥肉、红烧鱼、狮子头以及西餐中的炸鸡腿、沙拉、薯条和各式西点等。

2.每天运动量少于30分钟 维生素D有预防直肠癌的作用，而白领男性整日坐办公室内，有时下班又乘车，连阳光都来不及吸收，所以，导致他们体内的维生素D含量非常有限，而研究表明，没有紫外线的参与、没有运动的刺激，单纯补充维生素D吸收率非常低。

3.经常性便秘 许多男性认为一两天不排便很正常，如果偶尔是这样还行，但经常出现这种现象，便就会结在肠道里，形成便秘，进而导致肠壁损伤和痔疮，其中的毒素积聚还易造成细胞病变，引发直肠癌。

4.便血 如果男性便血，千万不要以为这只是痔疮惹的祸，这也是直肠癌最初的症状。痔疮、直肠癌的表现都是先血后便，而胃出血大多是先便后血。与痔疮的血一般鲜红，量少呈点滴状不同，直肠癌的血偏暗，有时偏多。

办公室男性如何预防直肠癌

1.**多喝水** 水分足，是不便秘的基础，男性用餐除正餐中的汤外，每日应多喝水，最少应4～6杯水。有些男性认为，补充高纤维的食物就能预防便秘，然而如果补充高纤维食物不多喝水，可能会造成更加严重的便秘。

2.**每天喝一杯酸奶** 酸奶含有大量促进消化、吸收的有益菌，可协助男性维持肠道健康。

3.**适度而规律的运动** 运动不仅能增强肠道的吸收、消化和蠕动，还能提高身体的新陈代谢率，对放松心情，减轻压力很有好处，因为，精神压力也是便秘、痔疮发生的重要危险因素之一。

4.**培养"植物化"饮食习惯** 男性应多吃干豆类、地下根（茎）类、海藻类、新鲜蔬菜及时令水果等。这些食物中所含有的丰富的膳食纤维能增进肠道蠕动，还可吸附带走部分有害物质，减少毒害，降低直肠癌的发病机会。

5.**养成体检习惯** 男性应从30岁就开始进行体检。预防直肠癌的检查方式主要有直肠指检、钡灌肠造影、CT检查等，男性可根据大夫的建议来选择检查方式。

爱夫之语

健康的排便习惯是：每天或每隔一天大便一次。大便的规律与否是肠道健康的重要标志。如果丈夫几天没有大便，可服用导泻药或到医院进行人工肛门灌肠。养成规律大便的习惯是最好的方法。

夏天白领男性当心阴囊湿疹

阴囊外观看起来就像是消了气的破轮胎，其实这主要是阴囊外表有很多很厚的皮肤皱褶。不过，阴囊的皮肤则是很松、很薄，相当敏感，如果常处在高温潮湿、密不透风的环境下，很容易引发阴囊湿疹，作为妻子，在日常生活中，应让丈夫注意些什么呢？

夏天天气湿热，加之白领男性因为工作原因久坐不起，而阴囊湿疹又多是由于阴囊部位空气不畅通，污物堆积引起的炎症，所以，白领男性夏天易患阴囊湿疹。

白领男性夏天易患阴囊湿疹

白领男性夏天易患阴囊湿疹，但很多男性因为患处很让人尴尬，要么讳疾忌医，要么置之不理，有些男性草草的买一些消炎药了事，其实这种做法是很不正确的，男性一旦发现症状应及时医治，以免病情加重。千万要克制自己要抓的欲望，否则患部一直受刺激，会让效果大打折扣，甚至会一再复发。目前，对于阴囊性湿疹最好的方法还是使用类固醇之类治疗湿疹的药膏，但最主要的还是病患一定要配合医师诊治。而男性平时要解决阴囊湿疹的问题，最重要的工作就是保持阴囊干爽，做好个人的清洁工作。

阴囊湿疹的病因及症状

精神紧张、内裤过紧、常穿牛仔裤、走路时双腿摩擦等，很容易引发阴囊湿疹。而且阴囊湿疹十分顽固，男性患者常因搔抓、不适当刺激而引起疼痛或继发感染。正是因为它具有反复发作、迁延不愈的特征，给广大男性患者的工作、生活、学习带来了诸多烦恼。

1.阴囊湿疹的发病原因包括内部因素和外部因素

（1）内部因素包括：过敏体质，精神长期紧张、情绪变化起伏较大的男性易患本病。如果男性患有胃肠功能紊乱、内分泌失常、新陈代谢障碍、慢性消化系统等疾病，在外部因素的作用下，也易患本病。

（2）外部因素包括：生活、工作的环境潮湿；炎热的气候导致出汗比较多，过度搔抓等。穿化纤的内裤或内裤较紧，异物摩擦，都可以诱发阴囊湿疹。

2.阴囊湿疹分为急性和慢性两种

（1）急性阴囊湿疹的症状表现为阴囊表皮有成群的针头大小的丘疹和水疱，边缘呈弥漫性，继续发展时水疱则会融合形成较大的疱，较大的疱破裂后会形成糜烂面，干燥后形成痂。阴囊红肿有继发感染时，则有脓液流出，之后炎症逐渐减轻，红肿渐消，分泌物减少，丘疹和疱疹不再发生糜烂，愈合。但有部分男性由于搔抓皮肤，皮肤显著浸润变厚形成或多或少的苔藓样变，这说明急性湿疹已向慢性湿疹转化。

（2）慢性阴囊湿疹症状分为潮湿型和干燥型两种。潮湿型的症状表现为整个阴囊肿胀突出，有轻度糜烂、溢液、结痂等，阴囊比正常显著增大，由于严重瘙痒，还会有累累的抓痕。干燥型水肿，表现为变厚，不如前者突出，有薄痂和鳞屑，呈灰色，由于浸润变厚，间有裂隙，可有不规则的色素消失。

爱夫之语

解决阴囊湿疹最重要的工作就是保持阴囊干爽。最好坚持天天洗澡，尤其注意清洗阴囊夹缝，必要时可以涂些吸汗的痱子粉。还要避免长期穿着紧身内裤和牛仔裤，否则会人为地造成对阴囊与睾丸的过紧束缚。如果丈夫已经患有阴囊湿疹，妻子应劝说丈夫及时去专业医院进行规范诊治，并克制要抓的欲望，避免刺激患处，否则可能会一再复发。

不做职场工作狂

以往在许多字典中，“工作狂”均被列为褒义词，但现在已经逐渐转化为贬义词。原因在于工作狂的工作效率不一定很高，反而影响了身心健康。这令很多公司不再需要工作狂，而是讲求真正的效率的员工。如果丈夫是工作狂，告诉他，工作狂并不如“对工作有热诚者”。

在竞争激烈中的职场，“工作狂”的人数不断增加。过去10年，美国的工作狂增加了5成，日本增加了7成，中国也增加了至少4成。那么，哪些人属于工作狂呢？

工作狂有哪些特征

1. 雄心勃勃，争强好胜，对自己寄予极大的期望。

2. 苛求自己，不惜任何代价来实现自己的目标。

3. 把事业上的成功与否，作为评价人生价值的标准。

4. 试图在极少的时间里，做极多的工作；把工作日程排得满满的，终日忙忙碌碌、紧紧张张，不知道放松自己，极不情愿将时间花在工作以外的事情上。

工作狂快乐吗

工作狂的男性往往并不热爱自己的工作，一般很难从工作中得到快乐，他拼命地工作只是为寻求某种心理解脱；另外，他们对自己所做的工作要求非常高，一旦出现问题或差错便羞愧难当、焦虑万分，却又不愿意接受别人的帮助。工作狂与对工作有热诚者有本质上的分别，对工作有热诚的男性十分热爱自己的工作，他们不仅能从工作中获得巨大的乐趣，而且出现失误时会聪明地修正目标或改正错误，同时也注意与同事和上司的协调、配合，人际关系相对融洽。

阻止工作狂男性超常投入工作的建议

1.忘记最喜欢的习语 有些男性常常会把一些习语挂在嘴里或放在心里，如“我之所以不停地做事，全是为了孩子、妻子以及父母生活得更好”等。工作狂男性在工作之前，可以先权衡一下利弊，问问自己哪一种选择值得自己付出。如“工作是为了满足生活乐趣吗？”“长时间工作会冷落家人，使家庭关系破裂怎么办？”并且权衡一下自己为之奋斗的目标与家庭的关系。

2.调节自己的认知 工作狂男性往往具有很强的事业心和责任感，最关键的是，男性要降低对自己的要求和期望值，不要把工作视为自己人生价值的唯一表现，注意平衡事业与家庭之间的关系。

3.享受生活瞬间的乐趣 只有享受生活的乐趣，你才会觉得生活更有意义。男性工作狂可以学着偷懒来享受生活瞬间的乐趣。比如看电视时有意识地让自己什么也不干，学会忽视一些事情或者试着花比平常吃正餐多两倍的时间宠爱一条狗等。

4.要有意识地减轻工作压力 男性工作狂不妨列出一份工作日程表，将自己现时的所有工作项目和工作时间写在一张清单上，然后考虑哪些可以完全放弃，或至少暂时放弃，哪些是最重要的先完成，哪些可交由他人或与他人合作完成，并订出新的工作日程表。

5.注意劳逸结合 男性工作狂可培养一些与工作不搭界的业余爱好，如慢跑、打台球、踢足球等，在8小时之外给自己安排一些有益的活动，放松身心，如果接受心理医生的辅助治疗，情况会更好。

爱夫之语

困难和挫折的程度，取决于男性的心理体验，困难和挫折的转机，取决于男性所持的态度。妻子应该让丈夫学会运用弹性思维，化逆境为顺境、变挫折为动力，为自己创造一个积极、有序、宽松和谐的工作环境，减轻心理压力，远离“工作狂”的状态。

白领男性常见职业病预防

有些男性的职业是办公室白领，有些男性的职业是教师，有些男性的职业是司机，如果长期从事这项工作，加之平时不注意预防，很可能导致相应的职业病发生。预防胜于治疗，有时丈夫工作一忙就忘了该做的保健，那么，在一旁的妻子可以时常提醒他。

颈椎病已成为威胁男性健康的主要疾病之一，目前，中国颈椎病患者约有100万人。尤其是长期使用电脑办公的男性易患的职业病就是颈椎病。

办公族男性预防颈椎病

1.两目虎视 用手足撑地，使身体呈弓形，然后左顾右盼，头部左右各转动15次。

2.仰头望天 身体直立，两手下垂，双脚与肩同宽，头缓缓抬起，仰望天空，仰视角达最大限度，眼睛盯住一个目标，保持15秒左右。

3.按摩颈部 身体呈直立式或坐式，用双手拇指按揉颈部后侧，先按中间部位，后按两侧肌肉，自上而下，自下而上，反复按揉15次。

4.摇头晃脑 将头部按前、后、左、右的顺序摇晃。

5.互相争力 两手十指交叉，全身放松，手掌置于颈部后，用手掌将颈部用力往前推，颈部则用力向后挺直，两力方向相反，同时转头摇晃5次。休息，停片刻后重做。

预防干眼症

职场白领男性长时间盯着电脑屏幕，眼睛不仅会发红、干涩，还会充血、怕光，甚至伴有灼痛感和异物感。对策：眼睛向下注视，可以减少眼表暴露于空气造成泪液蒸发的表面积，每隔一个小时休息10分钟，眼睛看看远处，每天做两次眼保健操，可预防干眼症的发生。

预防鼠标手

人们常说的“鼠标手”是指长时间使用鼠标，手腕要承受密集、反复、过度的活动，使贯穿手掌部的经络受到压迫，进而导致食指、中指关节疼痛，拇指肌肉无力等。对策：电脑桌上的键盘和鼠标的高度，最好低于坐着时的肘部高度，使用鼠标时，手臂不要悬空。连续使用鼠标半小时就做做手部放松活动，进行握拳、捏指等动作；要尽量靠臂力移动鼠标，另外，可以换个手指敲鼠标。

预防痔疮

一些白领男性从清早上班，除去午休和去洗手间的时间，在办公桌前差不多一坐就是一整天。长时间坐着，肛门直肠静脉血液回流受到影响，很容易引发痔疮。对策：避免保持一个姿势坐太长时间。别吃刺激性的或是辛辣的食物，多吃一些富含纤维素的水果和蔬菜。另外，不要吃的太饱或过于精细，这也会导致痔疮的形成。

预防抑郁

不少白领面对着工作及生活上的压力，很容易出现抑郁症状。对策：及早自我调适，转移注意力。比如利用失业或休假的机会重新调整生活规律和作息时间，并有计划地做些运动，让身心更愉悦或自学感兴趣的东西，获得一些新的技能，又或者和朋友聚聚会，在倾诉中获取力量，都可以让男性远离抑郁情绪。

预防失眠

白领男性衣着光鲜亮丽，而失眠往往成为他们的“噩梦”。晚上睡不着，早上醒不来，导致白天头脑昏昏沉沉、思维迟缓、工作效率低下。长此以往使自己的睡眠深陷恶性循环状态。对策：尽量争取晚上10

点就洗漱上床，每天早睡早起，坚持不懈，优质的睡眠才有可能回到你身边。如果实在每天晚上要到两三点才能入眠，早上也千万不要赖床。另外，不要擅自服用安眠药。

爱夫之语

面对复杂的社会关系，丈夫要跟形形色色的人打交道，是不是常有身心疲惫的感觉？这时丈夫很有可能患了社交恐惧症。妻子应让丈夫减少不必要的应酬，让他放松心情，学会自我解压，工作中的烦心事可以说出来一起想办法解决。

职业男性小心“白领综合征”

随着生活方式的不断改变以及工作节奏的加快，新的疾病综合征正在侵袭现代都市白领。而这些综合征大多与不良生活习惯有关，许多白领男性常常会抱怨，“没有时间去锻炼，不得不加班。”其实妻子让丈夫利用午间一小时时间，能有效预防白领综合征。

在中国公共卫生发展论坛上，中国疾病预防控制中心的专家提醒，下列五种白领综合征应引起男性足够的重视。

盒饭综合征

现在白领男性越来越多地依赖盒饭，这是因为盒饭非常快，能为白领省去大部分时间。其实，这会给男性的健康带来隐患。经营盒饭的摊点，一是缺乏食品卫生条件，二是缺乏营养常识，常常使用浓重的调味品。男性经常食用这种盒饭容易上火，出现牙痛、咽痛、口腔溃疡、腹胀、便秘等症状。另外，盒饭摊点往往对一些不新鲜的肉品多采用炸、煎方式，白领男性长期食用易患上肠胃不调疾病。

熬夜综合征

白领男性往往感到白天上班很乏味，又没有玩的时间，而城市夜生活的丰富多彩，正好吸引了他们，于是一部分男性逐渐开始形成了晚睡觉的习惯，甚至熬夜。研究证实，长此以往，男性会出现神经系统、内分泌系统紊乱现象，继而导致食欲不振、失眠等症状。

夜餐综合征

有些男性有夜生活，而夜生活往往避免不了吃夜餐，而在夜餐中经常进食过多的高热量食品，往往会引起肥胖、失眠、记忆力衰退、晨起不思饮食等症状。这是因为，夜晚支配胃肠道功能的副交感神经活动较白天强，胃肠道对食物消化吸收能力也强，加之夜间睡眠不足，人体生物钟被干扰，神经系统功能发生紊乱也就不足为奇了。另外，吃夜餐还容易诱发神经衰弱、高血压、溃疡病等。

时间综合征

白领人群对时间的过于关注而产生的情绪波动、生理变化现象被称为时间综合征。工作的压力，对事业的专注，往往使白领男性感到时间越来越不够用，他们往往对紧迫的时间感到焦躁不安、过度紧张，这样会引发心率加快、血压升高、呼吸急促等症状。

光源综合征

许多白领男性在办公时，觉得灯光越亮越好，殊不知灯光也会给身体带来伤害。这是因为，荧光灯发出的强烈光波，时间一长不仅会造成视神经疲劳，在无形中扰乱生物钟，造成人体心理节律失调，精神不振。

学会午休，预防白领综合征

1.走楼梯，放松身心 上午的工作量大，加之长时间用电脑办公，不少白领男性中午时常感到身体疲乏，用餐时，不妨避开拥挤的电梯，走走楼梯，不仅身体得到了锻炼，还放松了心情。

2.听歌调整情绪 午餐时间，一些工作效率高的白领男性往往会先整理当日上午的资料，将其分门别类，在餐厅里找一个相对安静的角落，边进餐边制定下午的工作计划。其实午间一小时是一天工作的“缓冲期”，你大可不必这么匆忙，可以听听MP3或在写字楼的休息厅里看看杂志，调整工作中的不良情绪。

3.说笑话，优化关系 男性也可以利用午间一小时来优化同事关系。如午休时和同事一起吃饭，饭后讲一些幽默故事、谈谈家常、八卦一下时下的流行时尚和明星动向，这会使同事间的关系能变得更加融洽。

爱夫之语

为预防饭盒综合征，妻子可以早上做好营养餐，让丈夫带到公司在中午吃；为预防夜餐综合征，妻子可以经常提醒丈夫，让他少吃夜宵；为预防时间综合征，妻子可以经常和丈夫谈心，减轻丈夫工作压力。总之，在日常生活中多注意，就能让丈夫做个轻松白领了。

快速消除男性疲劳的简单七招

白领男性长久地坐在电脑前，会感到腰酸背疼；长时间看电脑会引起眼睛干涩，还容易瞌睡。这些都是疲劳的表现，疲劳不仅会影响工作效率，时间久了还会引起一系列疾病。不少男性会说，“很想消除疲劳，但没有那么多时间，也没有什么好方法。”妻子不妨学学下面的几招。

消除疲劳的方法很多，关键是看是否实用、快速、简单、方便，下面介绍七招快速消除疲劳的简单方法。

打哈欠

在大脑过度劳累的情况下，就会出现头胀、思维下降的现象，这是因为，这时氧气往往供给不足，如果张开嘴打哈欠，就等于进行了深呼吸，这有助于促进脑细胞重新活跃起来，打哈欠后再施以头部按摩，能有效改善疲劳。

眼保健指压法

先从上眼睑开始，双目轻闭，用中指将上眼睑向上轻提3次，再用中指将下眼窝向下按，连续3次。做完后，用左右手的中指，从左右外眼角向太阳穴按去，经太阳穴再向耳边按去，反复3～4次。最后闭上双眼，休息10秒钟即可。用这种方法对抗眼睛的疲劳很有效。

穴位按揉抗瞌睡

不少白领男性出现瞌睡时，还继续工作，这时你可以反复揉摩中冲穴（中指尖正中），左右手交替按揉，当出现疼痛感时，就可逐渐摆脱瞌睡的纠缠。另外，当你昏昏欲睡时，用中指或铅笔端扣打左右眉毛中间处，连扣2～3分钟，不仅能消除瞌睡，还能消除眼睛疲劳。

湿毛巾敷脑后

找一块毛巾，用冷水浸湿后（冬季用热水）拧干，放于小脑上（枕骨左右两侧），两侧可同时冷敷或左右交替敷，毛巾重复浸水数次，每次进行3分钟左右。这种方法能有效醒脑，不仅能提高反应和思维能力，还对高血压引起的头晕有一定的防治效果。

挺胸弯腰

身体站立，双手自然下垂，深吸一口气，挺起胸膛，接着呼气并向前屈身弯腰，做10~20次，每天做2~3次。这种方法不仅能松弛颈背肌肉，还可增强肺活量。

全身摇摆

身体直立，双肩放松，向上举起双臂或两臂自然下垂，双目轻闭，口自然微张，以自我感觉舒适为好，使全身瘫软般地左右摇摆，可以站着做，也可以坐着做，每次3~5分钟，可解除周身疲劳和减轻腰背疼痛。

两人互背

长时间坐着办公，很容易出现腰背酸痛，加强背肌的锻炼能有效缓解腰背酸痛，比较理想的方法有“两人互背法”。做法：二人靠背，两臂相挽，一人将对方背起，慢慢弯腰，然后对方也按此法背起前者，反复多次，这样可使周身血液循环加快，快速消除因久坐造成的腰部疲劳或疼痛感。

爱夫之语

按摩是消除疲劳的重要手段。其中人工按摩可根据人的需要而采取轻、重、缓、急的手法。如果丈夫腰、背、肩疲劳，下班后妻子给丈夫按摩不失为一个好方法。另外，下班后让丈夫做个温水浴，不仅可促进全身的血液循环，调节血流，加强新陈代谢，还有利于机体内营养物质的运输和疲劳物质的排除。

Chapter 8

健康心理——细心培养丈夫好心态

健康不仅仅包括身体的健康，还包括心理的健康。心理健康其实是一种持续的心理状态，在这种状态下，男性有良好的适应能力，具有生命的活力，并能充分发挥本身的能力和潜力。心理健康不是通过仪器来检测的，心理健康标准的核心是：凡对一切有益于心理健康的事件或活动作出积极反应的人，其心理便是健康的。心理学界认为，完全符合心理健康标准的人是不存在的，但心理健康却永远是人们努力的方向。作为支撑家庭与社会主体的男性，如果能在日常生活中，经常用这个标准来衡量自己的言行，那你的心理一定是健康的。通常男性的心理健康包括了解自己，知道自己的优点与缺点，明确自己的发展方向；勇于面对现实，敢于承担责任；能很好地与别人相处；能控制及应对自己不良的坏习惯；拥有正确的道德观等。

男性不良情绪与疾病的关系

现代医学研究表明，癌症、冠心病、高血压病、溃疡、神经官能症、甲亢、偏头痛、糖尿病都与心理因素有关，而其中最主要的心理因素就是不良情绪状态。许多研究证明，紧张和焦虑、恐惧等不良情绪是健康的大敌。作为妻子，只有让丈夫远离不良情绪，才能远离疾病的困扰。

近代国内外研究证明，情绪在一些躯体疾病中，起着重要作用。而人的疾病状态，反过来也可引起情绪变化，两者互为因果。

不良情绪与男性生殖能力

情绪对男性生殖能力也会有影响吗？医学研究发现，在不育的男性中约有5%是心理障碍所致。健康正常的精子和完善的性活动是男性健全的生殖能力的两大要素，健康正常的精子包括精子的数量、质量、活动能力；完善的性活动包括阴茎的勃起功能、射精状态等。不良情绪不仅会影响精子的质量，还会影响性生活质量。这是因为，如果男性的惊恐、忧虑、焦躁、愤怒、悲哀等情绪波动持续时间较长，会干扰正常的植物神经或内分泌功能，使精子数量减少、活动力降低、畸形率增加、死精增多，并可引起阳痿、不射精、逆行射精，从而导致不育。

心理学家研究发现，男性紧张的情绪程度越强烈，持续时间越久，对生育能力的影响也越大。这是因为，情绪高度紧张的男性，促性腺激素水平及精子数量明显降低，从而影响生育能力。而其他的不良情绪如忧郁、焦虑等也会导致类似的情况发生。

不良情绪与胃肠疾病

男性有没有发现，当自己情绪不好的时候，消化系统也在与你作对？这是因为，情绪与胃肠的功能状态有着密切的联系。当男性焦虑、愤怒、怨恨时，胃黏膜会充血，胃酸分泌增多，长期如此，可导致胃溃疡；当男性恐惧或悲痛时，胃黏膜会变白，胃酸停止分泌，可引起消化不良。研究发现，动物因受焦虑、恐惧、不安、紧张情绪的持续影响，几乎都会患胃溃疡。可见，不良情绪对胃肠疾病的发生有很大的作用。

不良情绪与癌症

不良情绪会诱发癌症吗？是的，大量研究发现，长期压抑和不满的情绪，如悲哀、恐惧、抑郁、愤怒等，很容易诱发癌症。如果心爱的人突然死亡或突然失去安全保障，也会诱发癌症。另外，情绪对癌症的治疗效果和癌症的复发率也有联系。愉快的情绪有利于癌症的治疗；悲观、绝望的情绪往往使癌症加剧；对癌症持焦虑、恐惧、悲观情绪的患者，则其病情迅速恶化并很快死亡。

不良情绪与心脏病

如果男性反复、持续出现不良情绪，极易导致心血管疾病，这是因为，心脏和血管对情绪反应最为敏感。许多研究发现，冠心病发病率或复发率较高的男性多有焦虑、恐惧、愤怒、悲哀等情绪；有焦虑、抑郁情绪的男性，心肌梗死的发病率明显增高；高度焦虑者的心绞痛发病率为低焦虑者的2倍；愤怒、焦虑、惊恐以及其他情绪突变很容易导致猝死。许多冠心病男性就是在不良情绪刺激下，导致心绞痛和心肌梗死发作，以致死亡。

爱夫之语

血压对于情绪的变化极为敏感，情绪状态的改变可以引起血压和心率的变化，愤怒、仇恨、焦虑、恐惧、抑郁等情绪，可使血压升高，尤其以愤怒、焦虑、仇恨与血压的关系最为密切。如果丈夫患有高血压，那么，妻子应让丈夫远离不良情绪。

对健康有害的6种坏情绪

坏情绪只是女性的困扰？其实男性也有坏情绪，要么很少表现，要么极端地发泄出来，生活中有几种不可忽视的情绪危害着男性的健康，但妻子并不知道，丈夫也没有引起重视，其实，它已经在潜移默化地影响着丈夫的健康了。

这些极易被忽视的坏情绪有哪些呢？现在将它们一一列出来，看看它们对健康有哪些危害，并提出相应的策略。

愤怒情绪怎消除

男性朋友如果经常有应酬，大鱼大肉的吃，通常脾气也不太好，这是因为，吃肉多了，体内的肾上腺素水平就会升高，很容易使人发怒。男性缺乏维生素B_1也会使人脾气暴躁、健忘。焦虑则与缺乏维生素B_3有关，而维生素B_6的不足则会导致思维能力的下降。莲藕是顺气佳品，萝卜生吃也是天然的制怒剂。另外，泡玫瑰花茶或单泡山楂饮用，适量饮用啤酒，能很好的怡情养神。

多吃蔬果抑悲伤

人为什么会感到悲伤呢？这是由于体内氨基酸长期不平衡导致的。另外，身体内缺乏镁元素也会导致悲伤。浓骨汤、维生素C都对抑制悲伤有所帮助。另外，男性要确保每日摄入的蔬菜、水果不低于5种，食物不少于20种。

敌视情绪危害多

敌视情绪很容易引发焦虑、悲观，而这两种情绪每上升1%，男性患心脏病的危险就增长6%。这是因为，敌视情绪长期郁积在体内会破坏男性身体的免疫系统，对心脏系统产生压力，甚至导致心脏受损。男性应多修炼心性，心态平和地与人合作，既愉悦了别人，也健康了自己。

合理饮食抗多疑

多疑的男性常会寝食不安，食欲不振。有些男性为了抵制中年发胖，常常吃素食不吃肉，而研究发现，吃素会影响细胞对能量的利用，并扰乱脑组织神经递质的合成和释放，如果男性平时多疑，这样吃更容易让疑心加重。另外，男性饮食结构中长期缺锌也可能导致情绪不稳和多疑。适当吃肉类和海洋产品能改善心情，偶尔吃少许零食也能让人的心理安全指数回升。

血糖不足会使男性郁郁寡欢

血糖不足很容易引发男性的抑郁。另外，汞中毒也会导致男性郁郁寡欢。补充足够的碳水化合物，最好是谷类食物，能有效抑制抑郁。另外，在食用蘑菇、木耳之类的干菜时，务必浸泡10分钟以上，并用流动的水反复冲洗，这样可避免汞中毒。

男性潜藏的季节性情绪失调

季节性情绪失调是指由于天气变化而引起的情绪疾病。如果阳光照射时间不长，气温变化极大，对环境和气候格外敏感的男性就会出现情绪低落、极度疲倦、嗜睡、贪吃、对所有事情都失去兴趣的症状，严重的还会引起机体正常功能衰退。男性应拒绝单一饮食，多吃蔬菜和水果，多享受阳光，提高室内自然光线，多参与户外活动。

爱夫之语

男人更需要被爱？是的，男性都希望自己的性“才能”有人欣赏，这种好情绪对他保持一种强有力的形象很重要。所以，妻子为了让他表现更好就要不断鼓励他，在夸奖他的性能力的事情上，更用不着节省溢美之词，因为无论真假，他们一律乐意照单全收。

男性如何轻松度过“例假”

那几天，总是特别容易烦躁，还会失眠、头痛、食欲不振……以为我们在说女性的生理期，那么你错了一半。我们确实在说生理期，不过，无关乎女人，这里说的是，男人也有“生理期”。作为妻子，该如何帮丈夫度过“生理期”呢？

“男人也会有生理周期的循环，只是不像女性月经期那样规律。”上海交通大学医学院附属仁济医院泌尿外科主任医师说。

男性也有“例假”

为什么男性也有“例假”呢？这是因为，男性受到自身激素水平变化、气候、环境等因素的影响，会隔一段时间出现由生理影响到心理的低潮期，这主要表现在精神方面的波动如周期性焦虑、烦躁、不爱说话、爱发脾气、性欲低下等，还可能由精神变化导致一些非特异性表现，如走路变慢等等。

国外研究指出，在男性的情绪以及行为的波动中，存在着一个以28天为周期的情绪波动和以23天为周期的体力盛衰现象。一般认为，男性的“例假”期没有女性那么规律，因人而异，可能是一个月一次，也可能是几个月一次。另外，男性的生理周期变化除了有月节律外，还存在着日节律和周节律。对于男性来说，早晨是一天之中雄激素水平最高的时候，体力、情绪都会比较高涨，到了下午两三点钟，则是雄激素水平的低谷，情绪会比较低落。

在男性的生理周期中，智力、体力和情绪三者有着各自的周期，它们各自变化着，当男性体力下降的时候，如果情绪高涨，则可以相互弥补，整个人的状态就不至于太糟糕。但如果三者的低潮期重叠，男性朋友则很容易发生意外，如在工作中出错甚至发生交通事故等。

男人如何轻松度过“例假”

1.学会缓解转移压力 对现代都市男性来说，除了生理周期的影响，生活的压力、工作的烦恼也会诱发周期性抑郁，当男性工作压力太大又得不到缓解时，身体里就像有一个炸弹被引爆，引起激素和大脑中枢神经递质的周期性失衡，从而使男性出现周期性的心理紧张、苦闷、失落、情绪起伏不定。而这些情绪极易诱发消化道溃疡、结肠炎、便秘或腹泻等消化性疾病。因此，男性除了应该对自己身体有足够的了解，认识，做出适当的心理调解外，还应寻找一些健康娱乐活动，如和朋友相约去爬山、游泳、唱歌来转移压力。

2.多活动和多倾诉 男性不像女性，当他们处在生理期时，往往通过喝酒、赌博等不良方式发泄出来，而把真实情绪隐藏起来。其实这种做法不可取，通过运动的方式发泄不良情绪，是很好的渠道。男性还可以选择去参加某种集体活动如去看一部有意义的影片，参观某个展览会，去参加某种汇报表演，以这些方式替代那些不良的发泄渠道。当遇到自己无法解决的难题时，可以求助周围的人来帮助，还可以通过倾诉把心里的波动缓解一下。

爱夫之语

男性早晨的雄激素水平比较高，通常生理和心理状态也比较好，妻子可以提醒丈夫，工作中的重要事务，尽量安排在上午做。而到了下午，他比较困倦、情绪也比较低落，可以通过睡午觉的方法调节一下生理节律。另外，让丈夫清淡饮食，多喝水，多吃蔬菜补充维生素，有助于清除肠胃湿热，减少不良情绪的发生。

男性不应该心胸狭隘

在生活中有这么一类男性，他们处处伤人，猜疑嫉妒，被家人所不齿，被朋友和同事抛弃，这类男性被称为“女人千万不能嫁的人”，他们的存在给自己带来痛苦，也给别人带去了伤害。可见心胸狭隘心理对男性的危害，如果丈夫有这方面的心理缺陷，妻子就要帮帮丈夫了。

心胸狭隘者的基本心理状态有二：容不得人，容不得事。他们生性多疑，一点小事都常常可以折腾得几天吃不好饭，睡不好觉。

心胸狭隘者的分类

心胸狭隘是一系列心理状态和行为的统称，按照各种人的不同性格，可大致分为以下几类。

1.心眼较多　这类男性喜欢勾心斗角，不轻易相信别人，往往把简单的事情弄得很复杂，仿佛别人心眼也和他一样多。这种心理的产生，与从小的生活环境及接触的人有关。

2.心理承受力差　这类男性最忌讳别人说他的不是，如果别人比他强他心里就不舒服，往往具有嫉妒、焦虑、自负等心态。

3.喜欢谋功者　这类男性擅长精打细算，以求自己的利益最大化，他们虽然表面和气，但城府很深，往往做只对自己有利的事，尽可能取得最大成功。

心胸狭隘者的三种表现

1.不能容忍别人比他强　不能容忍别人比他强这是心胸狭隘者最显著的特点，在他们的心中，世界上最重要的只有自己。如果别人比他强，他就会觉得自己成了别人的附属，不仅在心理上万万不能接受，还会心神不定、烦躁不安，甚至连日子都过不下去。

2.报复心理极强 心胸狭窄的男性不仅不能忍受别人对自己无意的侵犯与伤害，还表现在不能包容别人的缺点，更不会以开朗的心态去对待问题，一点小事就会出现报复心理。

3.想方设法消灭对手 心胸狭隘者与一个真正的强者的不同在于，真正的强者也许不能容忍有别人比自己强，但他们会采用光明磊落的方式，击败对手。心胸狭隘者却不同，他明知道自己并不是强人，但却不能接受在自己视野范围内有人比自己强，如果出现这样的人，他们就会想尽办法去削弱对手，而不是提高自己。

如何治疗心胸狭隘

1.确立一个积极的目标 心胸狭隘的最大特点是斤斤计较，眼光短浅，如果能确立一个积极的目标，把眼光放久远些，就不会太计较眼前的得失了。

2.自我暗示，厌恶猜疑 当你怀疑别人在背后看不起你、说你坏话时，你可以在心中默念“猜疑是有害的”“我不该怀疑他”“猜疑我也没什么大不了”等，这样反复给自己灌输这些思想，就能克服多疑的毛病。

3.正确处理人际关系 “强中更有强中手”“三人行，必有我师焉”，如果男性认识不到这一点，不愿结交和自己意见相左或强于自己的人，那么，只能永远在自己的小圈子中徘徊，很难使自己发展进步。

4.学会袒露心底想法 如果怀疑某人对自己有看法以及对别人有猜疑，不妨坦诚地和对方交换意见，诚恳地把自己的疑问提出来，心平气和地和对方交谈，当疑团解开时，疑云也就会烟消云散，自己的内心也就会舒畅。

爱夫之语

心胸狭隘对个人来说，会使受挫折能力降低，情绪低落，无法结交更多真心的朋友，是有百害而无一利的。对于别人来说，会有一种防不胜防的感觉，你本不知道什么时候得罪了他，更不知道什么时候会受到他对你的报复，所以，大部分人都尽量远离心胸狭隘者。妻子平时和丈夫多交谈，也有利于帮他克服这种心理。

不要和孤独结伴同行

孤独感乃是一种封闭心理的反映，是感到自身和外界隔绝或受到外界排斥所产生出来的孤伶苦闷的情感。最新研究发现，孤独对男性身心健康造成的危害不亚于吸烟和肥胖。男性为了掩饰自己内在的脆弱，就不得不学会假装。这种假装是被迫的，它使男性内心封闭而孤独，妻子真正理解男性的这种孤独吗？

调查显示，现代男性拥有朋友和知己的数量明显减少，因此，现代男性更容易感到孤独。

分析孤独的社会根源

孤独除了和自己的心理调节有关外，还与现代社会的一些缺陷密切相关。比如，人们更多使用网络进行交流而不是面对面交流；部分男性晚结婚、少生子等原因，导致身边的朋友越来越少，孤独感日益增强；《孤独：人类天性和社交需要》一书的作者在书中预测，随着传统家庭结构走向解体，社会孤独问题会愈加严重。

孤独对男性的危害

1.改变内分泌　美国芝加哥大学心理学教授指出，孤独感能削弱人体免疫系统，这是因为，孤独感可增加人体压力激素皮质醇的分泌，皮质醇分泌增多导致了人体免疫系统的削弱，从而使人更容易生病。孤独感还可以使男性血压上升、压力增大，研究发现，最孤独的人血压比社交活跃的人高出30个单位，从而使孤独者患心脏病的可能性达到正常人的3倍，死于心脏病和中风的概率则可达到正常人的2倍。另外，孤独还与入睡困难、阿尔茨海默症病情加剧等现象有关。

2.削弱意志力 美国芝加哥大学心理学教授还指出，孤独能削弱男性的意志力和决心，不利于男性保持健康生活方式。与普通人相比，他们更少运动，而且容易放弃；孤独使人自控力下降，一天结束后很容易为了寻找安慰多喝酒；他们摄入的热量更高，倾向于摄取更多和糖分；在自然衰老情况下，孤独会加速人体衰老速度；孤独的人睡眠质量差，白天感觉昏昏沉沉，夜里容易依赖安眠药入睡。

克服孤独感的方法

以下是克服孤独感的一些方法，只要持之以恒，一定会收到意想不到的效果。

1.认识到除自己外，还有其他人 有孤独感的男性往往对自己和他人的生活没兴趣，因此，男性每天应至少拿一点时间试着去接触他人，可以先从某一个人开始，这样，就可以使交流更容易些，逐渐消除自己的封闭习惯。

2.帮助他人 为他人做事会使你感到自己被人需要，这样会减轻你的孤独感。

3.信任别人 信任别人，才会交上知心朋友，如果发现这种信任是可靠的，你就会感到非常快乐。

4.努力参加集体活动 集体是个大家庭，你不仅会分享到快乐，还会有人替你一起分担责任和痛苦，有孤独感的男性往往不容易融入集体，你可以试着鼓足勇气去参加一个活动，你就会找到使你感兴趣的东西，还会发现一些你所喜欢的人，友谊也就随之而来。

5.做自己感兴趣的事 一个人的时候，最害怕没趣，很容易加深孤独感，你可以给自己安排一些自己感兴趣的事情如看看电影，听听音乐，从事自己的业余爱好等，在属于自己的时间里满足自己的兴趣爱好，是一种快乐。

爱夫之语

每个人在一生中都会或多或少地体验到孤独感，丈夫有时有孤独感并不可怕。但妻子应注意，如果这种心理得不到恰当的疏导或解脱而发展成习惯，就会变得性情孤僻古怪，严重的甚至有可能会变成孤独症，这时就需要心理医生进行治疗了。

忧郁症，男性的隐形杀手

近日，有美国专家统计的数据显示，虽然女性抑郁症患者是男性的2~3倍，但男性患者的自杀成功率却远远超过女性。很多男明星、电视主持人，都曾透露过，自己曾患有抑郁症。男性抑郁症有其特殊表现，具有一定的隐秘性，很容易被人忽视。作为妻子，可以让丈夫学习几种心理自我调节的方法。

很多男性因为人际关系、工作和生活中遇到了问题，都会有沮丧情绪。如果持续时间超过一至两个月，就应警惕。

抑郁症表现

大部分抑郁症患者认为生活无趣，对原来的兴趣也无精打采，因为很小的事情就会感到苦闷。生活中变得懒散，感觉身体乏力，不愿与人交流。在睡眠上表现出失眠，比较典型的是提早一至两个小时醒来。生活中思维迟缓，很难做出决定。认为自己变笨了，容易自卑、自责。后悔做过的事情，对未来失去信心。还有伴有食欲、体重、记忆力的下降。

男性由于长期的坏心情郁结在心里，很容易在生理上产生病变，例如重度抑郁症会导致癌症的发生。与女性相比，男性抑郁症患者更多地表现为酗酒、吸毒、鲁莽、超速驾驶等。平时狂妄与虚张声势，一个人独处时很容易哭泣；超速驾车，冒不必要的险；面对爱人时，一点小事就引发无名怒火等。这些看似男子气概的症状表现，反而使自己和家庭或医生受到蒙蔽，更有甚者，许多家庭暴力问题也与抑郁症对号入座，抑郁症成了男性的隐形杀手。另外，男性抑郁症患者不像女患者那样对自我过度怀疑，他们更喜欢欺侮、吓唬并把过错归在周围人身上。男性抑郁症患者近七成讳疾忌医，其实，男性抑郁症更容易治愈。因此，男性朋友一旦患上了抑郁症，更要及时寻求医治。

男性抑郁症自行调节七大法则

1.**不要自责** 男性首先要意识到抑郁症是一种疾病，不要自责“我为什么会得这种病”，而应明白自己急需帮助，积极踏上寻求康复的治疗之路。

2.**认真遵循治疗方案** 依照处方服药，定期就诊。

3.**不要气馁** 得了抑郁症，恢复正常可能需要很长的一段时间，不要着急。应坚定信念，经常跟自己说“我会好起来的”。

4.**认可小进步** 只要抑郁症状有了一点改善，你都要学着感到满足。

5.**简化生活** 适当改变一下生活，如果发现某事太难做，不要勉强自己一定要完成。

6.**参与活动** 抑郁症患者在很大程度上会自卑，男性可以参加一些擅长的、能让自己有成就感的活动，不要放弃能让自己恢复自信的机会，这对治疗抑郁症很有益处。

7.**防止复发** 严格遵循医嘱进行治疗，并保持良好的生活习惯和愉快的情绪，遇到烦心事记得克制自己的情绪，其次，对复发讯号保持警觉。

爱夫之语

当妻子察觉身边的丈夫有忧郁倾向，可运用科技，先以网络或电话问诊，如果医生认为有必要就诊，再循循善诱就医。通常丈夫不太愿意详述病症，顶多交代失眠或身体疾病，妻子的叙述就变得很重要，最后“强押”丈夫到医院，较快进入治疗。

男性过于自负要不得

自负实质是无知的表现。主要表现在不自知。俗话说：“自知者明”“人贵有自知之明”。无知有两种表现，一是盲从，二是狂妄。自负有时表现为狂妄。妻子应注意，自负在适当的范围内，可以激发丈夫的斗志，树立必胜的信心，但脱离实际的自负不但不能帮助丈夫成就事业，反而会影响他的工作、学习和人际交往，严重的还会影响心理健康。

如果需要形容，自负即是人们所谓的“夜郎自大”或者“自以为是”，其实“自负”往往是“纸老虎”一般十分浅薄的过分“自恋”。

正确认识自负

自信对一个人的成长乃至成功非常重要，自信是一种感觉，它能引导你在人生中作出重要的判断。虽然说“自信”十分重要，可如果“过分”自信，那也有可能会成为“自负”。“自信”和“自负”之间存在一个度，人们需要正确的认知以便将两者区别开来。另外，自负与看不起人还不完全相同，自负主要是过高地估计自己，有时表现为看不起身边的人。自负的人让人感觉很“牛”，它往往以语言、行动等方式表现出来，但有一些人表面上也让人感觉很“牛”，但是不一定是自负。

自负的一般表现

1. 自视过高，认为别人都不行。

2. 看不起别人，总认为自己比别人强很多。

3. 过度防卫，有明显的嫉妒心。

形成自负的原因

1.从小过分娇宠的家庭教育　家庭教育是自负心理产生的第一根源。如果男性在小时候，父母及家人过分娇宠、过分表扬，很容易让他养成自负心理。

2.生活中的一帆风顺　挫折是一笔财富，如果男性在成长的过程中，经历很多逆境才走向成功，那么，他会很少有自负的心理，谦虚谨慎。而在生活中一帆风顺的男性，则很容易养成自负的性格。

3.情感上的原因　一些男性为了保护自己强烈的自尊心，在挫折面前，往往会表现出两种心理。要么是自卑心理，即通过自我隔绝，避免自尊心进一步受损；另一种就是自负心理，通过自我放大，获得自卑不足的补偿。

4.片面的自我认识　自负者缺乏自知之明，表现为往往夸大自己的长处，缩小自己的短处。当一个人只看到自己的优点，看不到自己的缺点时，往往认为别人都不如自己，从而产生自负的个性。当他们取得了一点小小的成绩时就会认为自己很了不起，成功完全归因于自己的主观努力，失败完全归咎于客观条件的不合作，以自我为中心，过分自恋。

怎样克服自负心理

1.接受批评是根治自负的最佳办法 不愿意改变自己的态度或接受别人的观点是自负者最大的弱点。接受批评并不是让自负者完全服从于他人，而是要求他们能够接受别人的正确观点，改变自己不对或过去固执己见、唯我独尊的形象。

2.与人平等相处 自负者往往无理地要求别人服从自己，无论是在观念上还是行动上。平等相处就是要求自负者以一个普通社会成员的身份与别人平等交往。

3.要以发展的眼光看待自负 有些男性往往有着辉煌的过去，导致他自负，但只能标志着你过去是个英雄，并不代表着现在，更不预示着将来，过于自负，往往会成为自己成功路上的绊脚石。

爱夫之语

如果丈夫自负，妻子要让丈夫全面的认识自我，既要看到自己的优点和长处，又要看到自己的缺点和不足，不可一叶障目，不见泰山。认识自我更不能孤立地去评价，应该放在社会中去考察，每个人生活在世上都有自己的独到之处，同时又有不如人的地方，与人比较不能总拿自己的长处去比别人的不足，把别人看得一无是处。

男性怎样缓解压力

生活中，男女都会遇到各种各样的压力，但女性似乎天生比男性更容易化解压力。男性则不同，他们重视事业或向往成功，不懂得给自己减压。为了排解压力，一些男性常会养成暴饮暴食、过量酗酒和抽烟等不良习惯，这些行为非但对缓解压力无助，反而对男性的健康造成伤害。

芸芸众生，大多数男性都是平凡的人，能做出惊天动地大事者毕竟是少数。但男性却总想表现得像个强者——他们也许不知道，这样做可能会使寿命缩短。

压力对男性的危害

大多数男性比女性更能承受精神压力，当他们承受的压力到了一定的极限的时候，就会积郁成疾，从而比女性更容易罹患高血压、失眠、神经衰弱、消化性溃疡等身心疾病。更不幸的是，男性有病不愿及时就医，自恃身体强壮，忽略了疾病引致的严重后果。另外，男性开车时精神较不集中、较容易处于愤怒、焦虑、烦闷状态，也与平时心理压力太大有关。所以，男性要学会疏解痛苦，当觉得承受了太大的压力，应当找人倾诉，不要深藏心里。若遇到了不易解决的问题和不愿向家人、配偶说的事情，不妨主动寻求专业人士，如心理医生的帮助，在倾诉的过程中，可以得到压力的释放。这样不仅有助于减轻挫折和压力感，而且还能预防疾病。

缓解压力的办法

1.撕掉“强者”的面具，承认自己只是一个平凡的人 男性要做“强者”主要是为了面子，他们难以容忍别人说他们“无能”“窝囊”。其实，承认自己的平凡并不代表没有进取心，对男性的尊严也没有什么损害，还能有助于保持心态的平衡。

2.学会向人“倾诉” 大部分男性遭遇压力时，要么把问题压抑在心里，要么拼命地寻求刺激如酗酒、抽烟、纵情声色……男性有时越是这样，越容易对健康造成损害，于是，癌症、心脏病和其他疾病不期而至。正确的方式是，寻求更积极的解决办法。你可以向妻子倾诉，也可以寻求心理医生的帮助，而不要把问题全闷在心里。有节制的饮食和运动对健康是非常有益的，在心情不好时，千万不要放弃这样的好习惯。

3.重新审视生活 工作上的不如意，家庭生活的重担，这些无形的压力很容易使男性产生怨气，但大多数男性常常把这种不易察觉的怨气压抑在心里，或者以极端方式发泄出来。生活中“路”很多，不要让“工作”成为你心理上的一块石头，压的你不能喘息。也许你最终会发现，生活并不像你原来想的那样，你还可以有更好的选择。

4.要学会适当地“放弃” 放弃有时是为了更好地得到，是一种大智慧。比如生病了继续工作虽然能完成任务，可一时的坚持有可能得不偿失，给你带来更大的痛苦，此时暂时脱离岗位，放松身心，才是上策；一条“路”走不通，可以换种“走”法；孩子长大了，就得给他更多的自由，让他选择自己的生活方式，强行支配孩子的生活，换来的可能是阳奉阴违。

爱夫之语

家庭关系和谐与否，对于每一个家庭成员都有重大的影响，家庭关系的不和谐往往会使丈夫处于内外交困之中，这不仅会加重他自身的压力，还会对他的健康产生影响。男性通常不大注意自我保健，妻子应注意，让丈夫的身体保持在最佳状态，也有利于他缓解压力。